主编
李先晓

李德修小儿推拿秘笈

编委　王鹏　王道全
　　　魏陵博　于青云
　　　李哲　邢延军
　　　王泽厚　王延宗

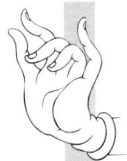

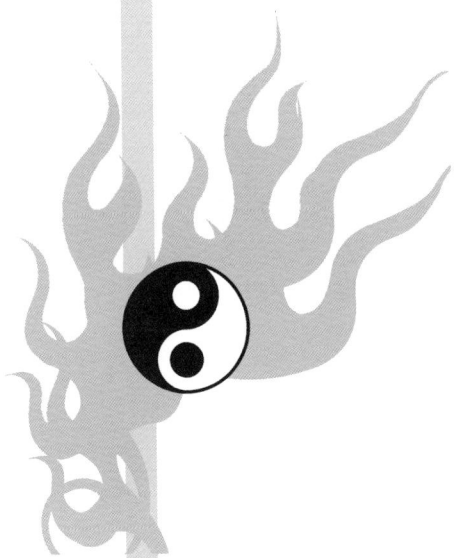

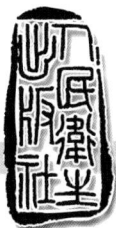

图书在版编目（CIP）数据

李德修小儿推拿秘笈/李先晓主编. —北京：
人民卫生出版社，2010.3
ISBN 978-7-117-12631-1

Ⅰ. ①李… Ⅱ. ①李… Ⅲ. ①小儿疾病-按摩疗法
（中医） Ⅳ. ①R244.1

中国版本图书馆 CIP 数据核字（2010）第 020153 号

人卫社官网	www.pmph.com	出版物查询，在线购书
人卫医学网	www.ipmph.com	医学考试辅导，医学数据库服务，医学教育资源，大众健康资讯

李德修小儿推拿秘笈

主　　编：李先晓
出版发行：人民卫生出版社（中继线 010-59780011）
地　　址：北京市朝阳区潘家园南里 19 号
邮　　编：100021
E - mail：pmph @ pmph.com
购书热线：010-59787592　010-59787584　010-65264830
印　　刷：北京铭成印刷有限公司
经　　销：新华书店
开　　本：850×1168　1/32　印张：6.5　插页：4
字　　数：127 千字
版　　次：2010 年 3 月第 1 版　　2024 年 6 月第 1 版第 29 次印刷
标准书号：ISBN 978-7-117-12631-1/R·12632
定　　价：24.00 元

打击盗版举报电话：010-59787491　E-mail：WQ @ pmph.com
（凡属印装质量问题请与本社市场营销中心联系退换）

李德修小兒推拿秘笈

朱鶴亭書

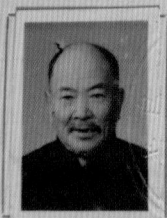

协字第（心0008号

中华人民共和国科学技术协会是党动员广大科学技术工作者和广大人民群众进行技术革命和文化革命建设社会主义和共产主义的一个工具和助手。

姓　名	李德修
性　别	男	年龄	70
籍　贯	山东威海
服务单位及职务	青岛市立中医院中医师
参加何学会	中医学会
通讯地址	观海二路五号中一号
发证单位	青岛市医学会

1963 年 2 月 2 日

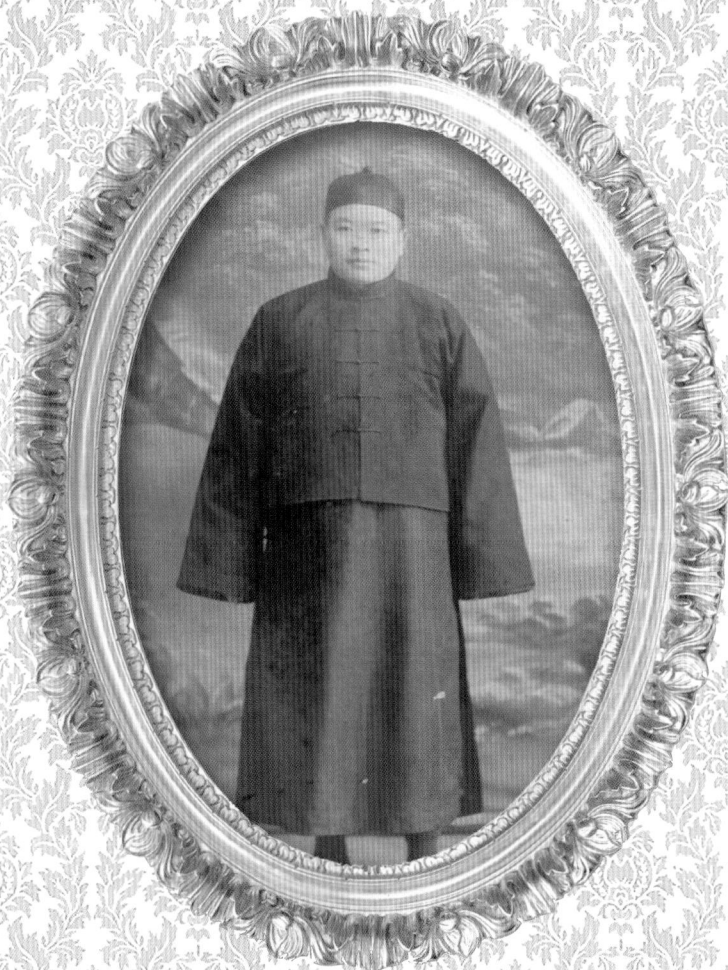

李德修照

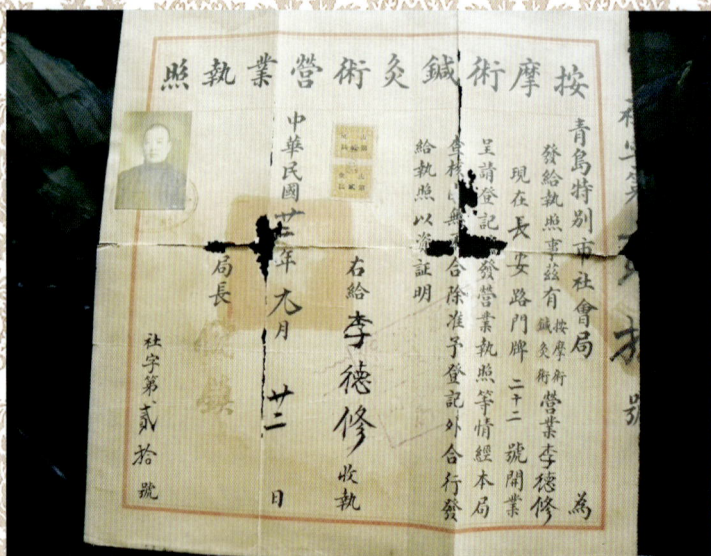

照執業營術灸鍼術摩按

青島特別市社會局

發給執照事茲有按摩術鍼灸術營業李德修為

呈請登記發給營業執照等情經本局

查核屬無...合除准予登記外合行發

給執照以資證明

右給　李德修　收執

現在長安路門牌二十二號開業

中華民國卅　年九月　廿二　日

局長　　　　　

社字第貳拾號

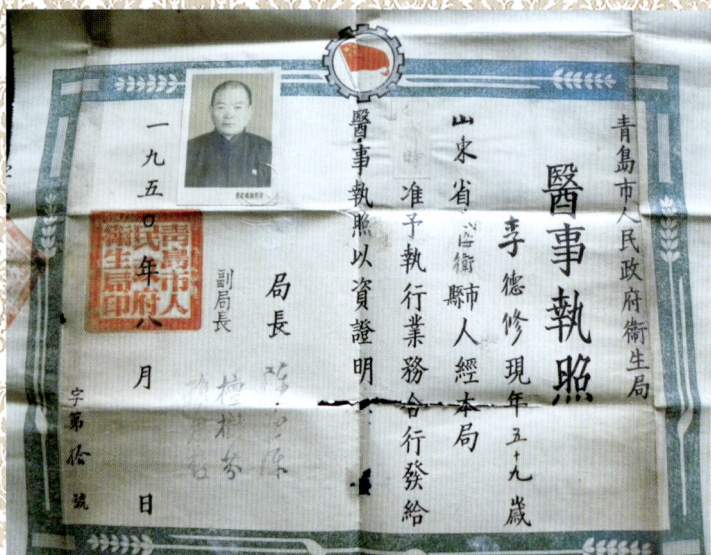

青島市人民政府衛生局

醫事執照

山東省　　縣市人經本局

李德修現年五十九歲

醫事執照以資證明

准予執行業務合行發給

局長　　　　　

副局長　　　　　

一九五〇年八月　　日

字第拾號

4

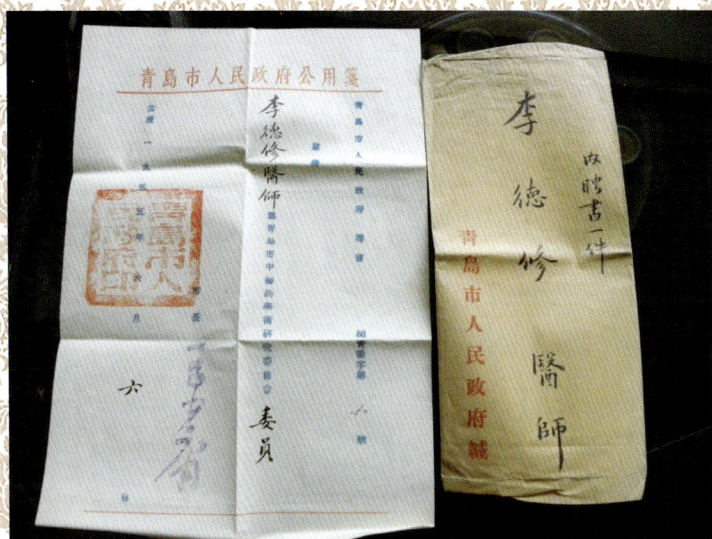

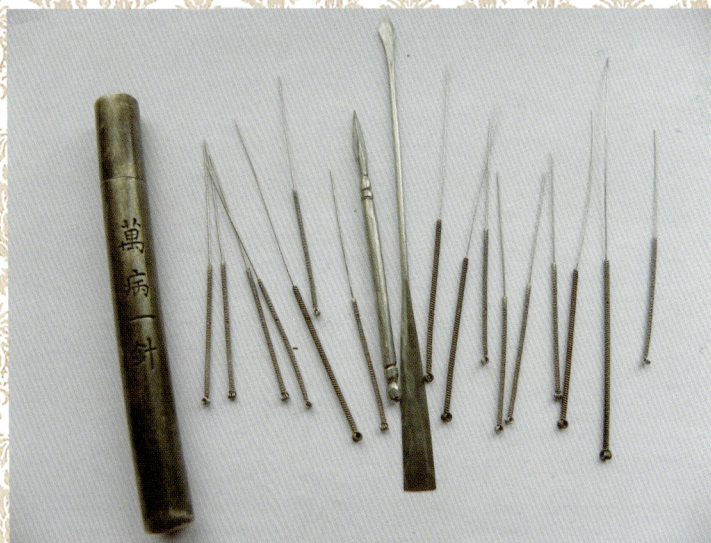

万宝金楼赠送金针

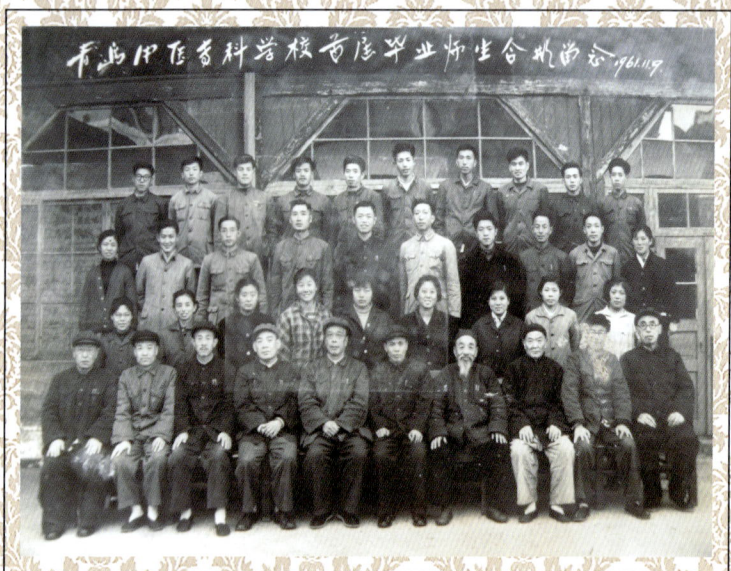

青岛医专科学校首届毕业师生合影留念 1961.11.9.

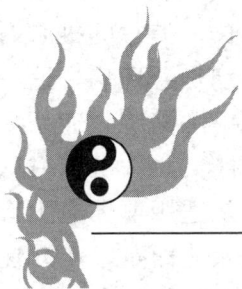

李德修传记

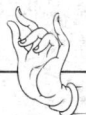

李德修（1893—1972），又名慎之，男，山东威海市北竹岛村人。幼时家贫辍学，在渔船上学徒打工为生，17岁染疾，暴致耳聋，幸遇威海清泉学校校长戚经含，怜其疾苦，遂赠清代徐谦光著《推拿三字经》一书，并悉心指教，经8年学习，方独立应诊。1920年至青岛，在鸿祥钱庄设诊所，以推拿疗疾，颇具声望。1929年自设诊所，求治者盈门。1955年青岛市中医院建院之初，任小儿科负责人。由于医术精湛，医德高尚，深得广大群众信赖和赞誉，多次被评为青岛市、卫生局先进工作者。1956年被选为青岛市人大代表、青岛市政协委员。

潜心研究，传承了三字经流派推拿。三字经流派推拿创建于1877年，以徐谦光代表作《推拿三字经》形成为标志。该书虽未出版，但民间流行甚广。其孙子徐克善继承祖业，在当地成为小儿推拿名医，但其后代未有传人。真正将三字经流派推拿发扬光大当数李德修先生。李老继承和发展了清代徐氏推拿流派的学术思想，潜心于望诊，患者入室，举目一视，即能说出病儿病情。其治疗特点：一是取用穴位少，一般不超过 5 个，不及其他推拿流派的半数，但疗效明显。二是擅长"独穴"推拿的时间长，但总的推拿时间与其他推拿流派比较并不长，特别是急性病，这一独穴疗法非常有效，为独创。三是手法简练，通俗易懂，便于掌握和推广应用。多采用推、拿、揉、捣、分合、运 6 种手法，疗效显著。四是适用群体老少皆宜，手法轻重、时间长短有别，成人速而重，小儿速而轻。1958 年山东省卫生厅确定李德修为山东省继承抢救老年中医。同年 9 月，根据李老多年收藏的手抄本油印了《小儿推拿三字经》，与收藏于山东中医药大学图书馆的原著虽不是同一版本，缺少"四言脉诀"部分，但其内容与原著中推拿部分基本相同。1962 年王蕴华受青岛市中医院领导委托，与李老先生共同生活半年，系统整理了李老的临床经验，保留了许多珍贵的资料，1981 年整理了《李德修小儿推拿技法》（内部发行）；依据他多年的临床经验和丰厚的中医沉淀，青岛市卫生局及青岛市中医院组织人员先后整理撰写了《小儿推拿讲义》、《青岛市中医院小儿推拿简介》、《李德修推拿技法》、《小儿推拿讲义》（简易本）等书，共印 1.3 万余册，成为卫生系统业务培训的主要教材。自 1962 年李老先后收青岛市中医医院医生王德芝、王安岗为徒，青岛市中医医院建院初期，医院领导安排护士孙爱兰、刘瑞英跟随李德修学习推拿技术。他为传承中华民族优秀传统文化中的瑰宝——中医，延续中医学术脉络，作出了重要贡献。

创新发展，形成了特色的精湛医术。推拿疗法作为防病治病的一门学科，辉煌于唐宋，发展于明清，而到了近代，由于当时的政治因素，推拿只能以分散的形式在民间存在和发展。这种发展形式，缺陷就是受一地之限，缺乏交流；但优势是容易按照地域流行病的特点和民间要求，发展为各自的推拿学术流派，三字经流派推拿就是这样形成的。李老继承和发展了徐氏的学术思想和推拿手法，并在此基础上结合个人经验，发展了三字经流派推拿，扩大了临床应用，成为一代推拿名家。其主要表现为以下几方面。首先是手法。李老继承了徐氏书中仅指的年龄不同，运用轻重与时间也有别，但他增加了地区南北、气候寒暖、身体强弱区别就诊和疗效。寒冷地区用时一般为温暖地区的近十倍，才能取效，又兼顾节令和室温变化。对于体质强弱与是否敏感，手法也分轻重。又强调推时用力均匀，始终保持沉着稳定、轻重一致。此外，采用滑石粉替代葱姜香油作润滑剂，洁净又便利。其次是取穴。李老更加简化。主张不分男女，一律左手取穴；徐氏原著说，男左六腑、女右三关都属凉穴，李老则无论男女皆取左手，三关为热，六腑为凉，实践证明疗效可靠，更便于记忆掌握，较徐氏原说更优。再次是望诊。李老增加了观测小儿活动姿态推测病情。例如小儿时时用手搓揉头目，为头痛头晕之征；患胆道蛔虫的小儿，痛时面青，手抱胸胁，仰而摇身；患肠梗阻，痛时身作翻绞状；食积腹痛发作，时有痛时汗出。在保育护理方面，见天气已暖而小儿被服遇厚，就考虑到因覆护过暖易于感冒，且容易发生内热。在望神色形态外，注意观测众相，有助诊断。此外是运用。李老在徐氏五脏辨证的基础上，发展了穴位运用。例如，小儿瘫痪无热而下肢发凉，李老除三关助其回阳生热外，因肾主骨，就用二马补其肾；肝主筋，用平肝以助其筋；脾主四肢，用补脾以加强四肢的活动；这几个穴位互相配合取得了明显的疗效。利用五脏功能与生克关系，灵活运用诸穴，扩大了治疗范围，提高了临床疗效。总之，李德修在继承中创新发展了推拿手法，特别是治疗有效的病种比徐氏多一倍，使三字经流派推拿技术更简化、治疗范围更广、疗效更好。

医德高尚，赢得了社会广泛盛赞。1931 年 12 月，沈鸿烈任青岛特别市市长，其家保姆与李德修同乡，沈儿子有病，请日本医生就诊未愈，保姆向其推荐李老，"不吃药只推拿就能好"，沈夫人于是请来推拿，两次见效。沈夫人遂向沈鸿烈说明情况，沈市长派其车接送李老来家治疗，后来孩子痊愈后，沈鸿烈送一幅匾题曰"儿科博士"。1962 年，青岛一施姓家 6 岁孩子高热四天不退，著名医生会诊后未果，并让其料理后事，后请李老推拿治疗，李推拿 7 小时，施家孩子高热渐退，又推拿三次痊愈。为答谢李老救命之恩，于是送去厚礼，李老均退回。类似事例，在市民中广为流传，其高尚医德更是传为佳话。后来，郭沫若在青岛疗养期间，李老给郭老切脉、推拿治疗，深得郭老称赞。李德修的高尚医德、精湛技术，深得广大群众的信赖和赞誉。

邢延军

2009.12

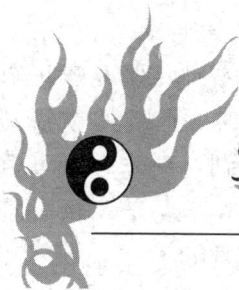

写在前面的话

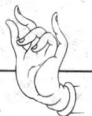

近日，著名小儿推拿专家李德修先生的孙女李先晓同志，执编辑的《李德修小儿推拿秘笈》示我，并告诉我计划出版，听后令人欣慰！这是继承发扬中华传统医学的举措；是弘扬李氏小儿推拿学术的历史责任；是对小儿医学保健事业的贡献！

《推拿三字经》的创始者是清代光绪年间登州宁海人（今山东牟平）徐谦光，而继承、发扬、创新小儿推拿者，则是李德修先生。

李德修（1893—1972），又名慎之，山东威海人。幼年家贫，为船户以打鱼为生，17岁时抱病耳聋。威海戚经含怜其疾苦，收为弟子，授以《推拿三字经》焚膏夜读，勤苦实践，从师学习8年，尽得其传，后独立行医，专门从事小儿推拿的临床医疗。他对患者热情服务，每有来诊者，皆笑脸相迎，悉心治疗，造福万家，终生不懈，名垂一时！民皆崇其道焉！1955年青岛市中医院建立，由院长、著名中医专家登门造访，聘为中医院小儿科负责人，并被确定为山东省、青岛市中医学术继承抢救专家之一，为其配备徒弟，开办全国全省学习班。李氏小儿推拿影响国内外，被誉为小儿推拿三字经学派的奠基者、李氏小儿推拿学派的创始人。

李氏小儿推拿，倡导"大医精诚"。强调辨证施治，坚持"四诊合参"的诊断原则。他极其重视望诊，对小儿望诊经验丰富，技巧独到，对来诊小儿多能"望而知之"，令人折服！其技术特点是：辨证取穴施法，多用上肢穴位，以方便患者的治疗。取穴主张"取穴不宜多，多则易杂乱"。一般不超过3～6个穴位，经常只推一个穴。推拿时间必须充足，每穴10分钟，一次推拿不少于30分钟。即《推拿三字经》所说"大三万，小三千，婴三百，加减良"。手法简练而严格，简单易学，疗效显著，无不良反应。

当今经济社会发展，人民生活提高，健康被视为人生第一财富，儿童医疗保健备受重视。现在编辑出版《李德修小儿推拿秘笈》，普及小儿推拿，是一件好事、善事，它是一种对小儿医疗保健"普、简、俭、验"的有效方法，对小儿的医疗保健将起到很好的医疗作用，值得提倡与推广！

刘镜如

2009.12

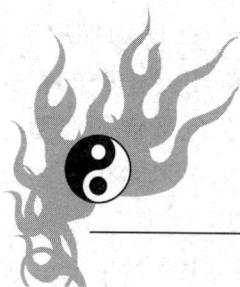

前　言

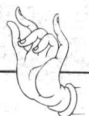

古往今来，历史人物中最值得人们称道者当属诸葛亮了，为什么人们对诸葛武侯有如此高的评价呢？难道因仅其忠贞么？古今以身殉国者多哉，却难追孔明之殊誉，难道仅因其智谋么？史册才高八斗者众矣，也难媲诸葛之美名，究其缘故，诸葛亮做到了六个字"兴灭国，继绝世"。此为令人敬仰的原因，我们作为编者，拿到李德修老中医的经验手稿，也有一份"兴灭继绝"的责任与豪情了。

这些经验，均记载于 20 世纪 50 年代，距今半个世纪了，内容有的出自李老中医的手稿，有的出自于当时跟师学习的心得，从未正式发表过，不加以整理挖掘，或许将湮没在历史的红尘中了，因此，本书记载了李老中医的生平，然后对其常用穴位的部位、手法、功效进行论述，对初学者可以起到纲举目张的作用，继而全文载录了《李德修注解推拿三字经》，体现其学术的源流，一窥先年不传之秘，其后，记载了李老中医的一些医案和讲述，便于临床应用和体会三字经的经旨。新中国成立初年，西医初入，其治疗手段不像今天那样的丰富，因此，李德修老中医治疗疾病是靠纯粹推拿而取效的，尤其是一些疾病如麻疹、惊风、疳积等，目前已经罕见，但在李老中医的经验中均载翔实医案，是中医儿科治疗急危重症的典型范例，真实不虚，我们的目的就是希望火尽薪传，医灯续焰，进而能发扬光大。

中医学不是做花样文章，而是学了就能实践，就能救困脱厄的医学，李老中医的原稿语言质朴，简便易懂，因此，我们在编写的时候，尽力保留了当时的时代原貌，颇有些"下里巴人"的味道，为的是起到"昔日王谢堂前燕，飞入寻常百姓家"的作用，能使略通文墨者拿来即用，用之即效，也是无上功德，因为李老中医的推拿特点是独穴多，取穴少，时间长，好比是武功中的"降龙十八掌"，而不是令人眼花缭乱的"独孤九剑"，所以即使没有深厚的医学功底也可以使用。即使是不懂得医学知识，也可从中学到"三板斧"，例如小儿最常见的外感发热、咳嗽取穴平肝、清肺、天河水即可；小儿腹泻，取穴清补脾、清补大肠即可，一般的小病小灾，也就被这三板斧打败了，虽然简单，却极为好用。

对于有深厚医学功底的人，本书也极为耐看，可以考证李老中医学术思想的来龙去脉，研究这一流派与其他儿科推拿流派在取穴、手法上的异同，会心于印堂望诊之深意，赏析于取穴中五行生克之理，总之，我们作为编者是怀着无比崇敬的心情来编写的，读着李老中医后人贡献的手稿，就好像与老前辈进行心与心的晤谈，古人有"不患名之不显，而患道之不传也"，希望该书能为广大儿童带来益处。我们作为中医工作者，对中医典籍有特殊的感情，正如孙思邈所说"青矜之岁，高尚兹典，白首之年，犹未释卷"，我们抱着学习的态度编写了这本书，因水平有限，如有不当之处，请方家指正。

编　者

2010.1

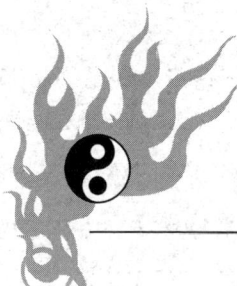

目　录

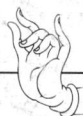

第一章　李德修推拿的理论与技法特点…………… 1

　第一节　李德修小儿推拿取穴与手法特点…… 1

　第二节　李德修诊断经验………………………… 3

　第三节　李德修对小儿疾病的辨证治疗清

　　　　　补法的运用………………………… 7

　第四节　李德修根据五行生克原理诊治小儿

　　　　　疾病…………………………………… 10

第二章　三字经学派推拿手法与穴位考订……… 19

　第一节　推拿手法………………………………… 19

　第二节　推拿时间………………………………… 22

　第三节　推拿的滑润剂…………………………… 23

　第四节　穴位考订………………………………… 23

第三章　常见疾病的推拿疗法…………………… 43

　第一节　感冒……………………………………… 43

　第二节　支气管炎………………………………… 45

　第三节　肺炎……………………………………… 47

　第四节　顿咳（百日咳）………………………… 48

第五节　麻疹 ……………………………………… 49

第六节　呕吐 ……………………………………… 54

第七节　脘腹痛 …………………………………… 56

第八节　腹泻 ……………………………………… 59

第九节　痢疾 ……………………………………… 62

第十节　慢性消化不良（慢性胃肠炎）…… 64

第十一节　黄疸 …………………………………… 65

第十二节　腹水 …………………………………… 66

第十三节　普通口内炎症（单纯性
　　　　　口内炎）………………………… 66

第十四节　夜惊症 ………………………………… 67

第十五节　夜啼症（哭夜）……………………… 68

第十六节　脐风与发热（破伤风，俗称
　　　　　七日风、四六风）…………… 69

第十七节　肾炎 …………………………………… 70

第十八节　遗尿（附小便频数与不利
　　　　　治疗法）………………………… 71

第十九节　癫痫（羊痫风）…………………… 72

第二十节　目赤痛（急性结膜炎）………… 74

第二十一节　痄腮（腮腺炎）………………… 74

第二十二节　惊风 ………………………………… 75

第二十三节　疳积（小儿营养不良）……… 82

第二十四节　口疮 ………………………………… 83

第二十五节　便秘 ………………………………… 84

第二十六节　脱肛 ………………………………… 84

第四章　　其他疾病的推拿疗法 ·············· 87

　　第一节　小儿胁疽 ················· 87

　　第二节　膀胱郁火，砂淋石淋 ·········· 88

　　第三节　肾阳不足 ················· 89

　　第四节　胆火（胆囊炎） ············· 89

　　第五节　脑病 ··················· 90

　　第六节　热病成哑 ················· 90

　　第七节　寒热错综 ················· 90

　　第八节　肝病 ··················· 91

　　第九节　喉症 ··················· 91

　　第十节　虚火牙痛 ················· 92

　　第十一节　自汗盗汗 ··············· 92

　　第十二节　牙龈出血 ··············· 93

　　第十三节　劳伤 ·················· 93

　　第十四节　小儿虚弱 ··············· 94

　　第十五节　脑积水 ················· 94

　　第十六节　贫血 ·················· 95

　　第十七节　坏血病（维生素 C 缺乏症） ····· 96

　　第十八节　小儿瘫痪（小儿麻痹症） ······· 97

第五章　　临证病案选 ················ 99

　　第一节　消化不良腹泻案 ············· 99

　　第二节　气管炎案 ················ 105

　　第三节　遗尿症案 ················ 106

　　第四节　麻疹内陷，并发肺炎案 ········· 108

　　第五节　感冒案 ················· 109

第六节 百日咳案 ···························· 110

第七节 黄疸案 ···························· 112

第八节 肾炎案 ···························· 113

第九节 小儿厌食虚弱案 ···················· 113

第十节 抽搐案 ···························· 114

第十一节 小儿瘫痪（后遗症）案 ············ 115

第十二节 夜啼案 ························ 115

附录一：李德修注解推拿三字经 ············ 117

附录二：辨证取穴简表 ···················· 155

附录三：推拿歌诀 ······················ 169

附录四：推拿治疗小儿消化不良症（婴儿腹泻）

100 例临床效果观察分析 ··········· 173

附录五：我所了解的李德修老医生的情况 ···· 179

附录六：我所了解的李德修老师临床案例 ······· 181

后记 趟过先哲的时空流淌 ·············· 183

第一章

李德修推拿的理论与技法特点

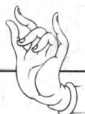

第一节　李德修小儿推拿取穴与手法特点

李德修是继承了徐谦光的理论和经验而有所发展的，徐谦光将其编为《推拿三字经》，因此，被称为推拿的三字经学派，李德修继承并发展了三字经学派。三字经学派推拿本来是成人小儿通治的，甚至以成人为重点，例如《三字经》开宗明义说：徐谦光，奉萱堂，药无缘，推拿恙。萱堂即指母亲。而李德修老中医在儿科工作以后则专治小儿，其实脏腑经络，成人小儿并无二致。不过小儿脏腑娇嫩，形气未充，正在发育当中。所谓"稚阳未充"、"稚阴未足"，但是生机旺盛，虽抗力不足，但特别敏感，所谓脏气轻灵，随拨随应，治疗取穴，都是一样，只是在治疗中以手法的轻重与时间的长短来区分，特别是手法方面，成人速而重，小儿速而轻，轻重是因皮肤的坚嫩与感觉的敏钝而不同，推拿的时间，也是成人长而小儿短。至于成人与小儿年龄上的区分，与一般儿科的标准没有什么不同，一般以七周岁为限，超过七岁的，李先生一般不接受施治。

其他学派推拿疗法大多是全身取穴，穴位有的在80个以上。治疗一病，常超过10个穴位甚至用到十四五个。三字经学派举出的穴位，只有百会、囟门、中庭、天庭、天心、印堂、黄蜂入洞、洗皂、心穴、肝穴、脾穴、肺穴、肾穴、膻中穴、小肠穴、膀胱穴、三焦穴、胃穴、板门穴、大肠穴、胆穴、五经穴、大四横纹、小天心、天门入虎口、虎口入天门、小横纹、后溪穴、八卦、内劳宫、分阴阳、合阴阳、运水入土、运土入水、天河水、三关、六腑、外劳宫、一窝风、二人上马（简称二马）、阳池、列缺、五指节43个穴位。而其中百会、囟门、中庭、天庭、胆、膻中、三焦、虎口入天门、内劳宫9个穴一般不用，常用的不过34个穴，不及其他学派的半数，在治疗中，有时只用一两个穴位，但疗效还是很好的。

在手法方面，也远比其他学派简单，其他学派有推、按、掐、揉、运、搓、摇、摩等用于全身的手法，更有所谓十三大法等，常是很繁复的。三字经学派归纳起来只有推、拿、揉、捣、分合、运六个常用手法，还有几个个别小穴的独用特殊手法，也是很简单的。这样学习容易，运用也方便。

在施治的时间上，其他学派因采用的穴位多，每个穴位时间少，仅一两分钟，多亦不过五分钟，但加起来总的时间是较长的，三字经学派采用穴位极少，又主张久推取效，治疗成人，有时推的次数以万计算，强调只要取穴正确，久推必然取效，实践也证明确是如此。但推小儿的时间也不是太长，又因取穴少，总起来并不比他派需要的时间多。

三字经学派又强调用"独穴"治病，所谓"独穴"，就是在一定的情况下，只用一个穴位多推久推，坚持下去，以得效为度。特别是对急性病更主张用独穴。事实证明这一疗法有效，为其他推拿学派所无。

第二节　李德修诊断经验

在诊察方面，中医的诊察方法，不离望闻问切四诊。小儿初生至半岁看额脉（额前眉上发际下）；周岁以上看虎口三关；小儿四岁以上，以拇指上下滚转分取三部，诊寸口三部脉。

看额脉（《小儿推拿广意》清·熊应雄）：额脉三指热感寒，俱冷吐泻脏不安，食指若热胸中满，无名热者乳消难，上热下冷食中热，夹惊名中指详看。额脉三指热感寒，额前眉上发际下，以食指、中指、无名指三指按之，如俱热，感寒邪，鼻塞声粗。三指俱冷主吐泻脏不安；上热下冷食中热，食指为上，无名指为下，若食、中指热，则上热下冷。夹惊名中指详看，若无名、中指热，便是夹惊之候。

指纹分三关：自虎口向指端，第1节为风关，第2节为气关，第3节为命关（图1-1）。

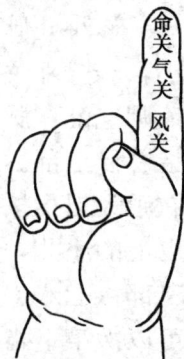

命关　气关　风关

图 1-1　婴儿
指纹三关

看指纹（虎口三关）时，要将小儿抱于向光处，检查者用左手食指、拇指握住小儿食指末端，用右手拇指在小儿食指桡侧从命关向风关轻轻按推几次，使指纹显露。

指纹辨证纲要，可以归纳为"浮沉分表里，红紫辨寒热，淡滞定虚实，三关测轻重"。浮指指纹浮现，显露于外，主病邪在表；沉指指纹沉伏，深而不显，主病邪在里。纹色鲜红浮露，多为外感风寒；纹色紫红，多为邪热郁滞；纹色淡红，多为内有虚寒；纹色青紫，多为瘀热内结；纹色深紫，多为瘀滞络闭，病情深重。指纹色淡，推之流畅，主气血亏虚；指纹色紫，推之滞涩，复盈缓慢，主实邪内滞，如食积、痰湿、瘀热等。三关是就指纹长短而言，纹在风关，示病邪初入，病情轻浅；纹达气关，示病邪入里，病情较重；纹进命关，示病邪深入，病情加重；纹达指尖，称透关射甲，若非一向如此，则可能提示病情危重。

诊小儿脉，与成人有所不同，因小儿寸口部位狭小，难分寸关尺三部。此外，小儿临诊时容易惊哭，惊则气乱，脉气亦乱，故难于掌握，后世医家多以一指总候三部。操作方法是医生用左手握小儿手，再用右手大拇指按小儿掌后高骨脉上，以定息数。对四岁以上的小儿，则以高骨中线为关，以一指向侧滚转寻三部；七八岁可以挪动拇指诊三部；九至十岁以上，可以次第下指依寸关尺三部诊脉；十六岁则按成人三部诊脉进行。

小儿脉象主病，以浮、沉、迟、数定表、里、寒、热，以有力无力定虚实，不详求二十八脉。还需指出，小儿肾气未充，脉气止于中候，不论脉体素浮素沉，重按多不见，若重按乃见，便与成人的牢实脉同论。

小儿号为哑科，诊断独有特点，三字经学派尤重望诊，例如《小儿无患歌》说：孩儿常体貌，情态喜安然，鼻内无清涕，喉中绝没涎，头如青黛染，唇似点朱鲜，脸芳花映竹，颊绽水浮莲，喜引方才笑，非时口不宣，纵哭无多哭，虽眠不久眠，意同波浪静，情若镜中天，此上多安吉，何愁疾病缠。三字经学派的诊察主要以望诊为主，李先生在望诊方面积累了丰富的经验，患儿一进诊室，李先生举目一看，就能说出大部分患儿的病情。三字经学派的传统望诊方法，是用温水洗静小儿的印堂，察看其青红黄白黑五色纹。此外，发为血之余，还可以察看头发的色状。眼为五脏精华之所聚，为精明表露之处，所以还可以察看眼睛。

印堂察色之法：

火色属红，凡印堂见有红筋者，不论横行直行，皆属心肺有热。色紫则热更甚。治疗用清法，应清心肺。

风属青色，青色见于山根（山根位于两眼中央的一段鼻梁起点，）是肝有风热，青纹直竖者风上行，横者风下行。必须兼辨虚实，实者清肝，虚者补肾以养肝。

水色属黑，凡见黑色，为风寒入肾。只见黑色即是，不必见有黑筋，须用温法、补法、散法。

金色属白，其主在肺。印堂白色，为肺有痰。金能生水所以肾为肺之子，肾寒则水泛为痰，用祛痰之法。

土色属黄，印堂皮黄为脾胃之病。小儿精血未全，十有九虚，恣食瓜果，恒伤脾胃，脾虚而泻，不能健运，久或成积，审其虚实，以定补或清的治则。

李先生在望诊方面，还善于从小儿的活动姿态来观测病情。

例如小儿时时用手搓揉头目，为头痛头晕之征；患胆道蛔虫的小儿，痛时面青、手抱胸胁，俯而摇身；患肠梗阻，痛时作翻绞状；食积腹痛，发作有时，痛则汗出；小儿仰放床上，如见上身扭动而下身不动，就须考虑到瘫痪。他还善于从保育护理的情况方面看问题。如见天气已暖，而小儿的衣被过厚，就考虑到这个小儿可能因衣被温暖而易于感冒，且容易发生内热。总之，李先生于正常的神色形态之外，又注意观测多方面的有关情况从而有力地帮助诊断。

小儿诸病，但见两眼无睛光，黑睛无转运，目睫无锋芒，如鱼、猫眼状，或两眼闭，而黑睛蒙昧者，死；或外若昏困，而神藏于内不脱者，生。黑珠满轮，睛明者少病。眼白多，睛珠或黄或小者，禀弱多病。目证内赤者，心热；淡红者，心虚热；两目直视，瞪目不活，是肝风内动；黄者，脾热；无睛光者，肾虚；白而混者肺热。

第三节　李德修对小儿疾病的
辨证治疗清补法的运用

上面所述望诊方法，主要以五色配五脏，而穴位所属亦各归于五脏，因此三字经学派推拿，主要以脏腑辨证法为主，以简驭繁，气血津液，自然寓乎其中。脏腑辨证，是根据脏腑的生理功能、病理表现，对疾病证候进行归纳，借以推究病机，判断病变的部位、性质、正邪盛衰情况的一种辨证方法，是临床各科的诊断基础，是辨证体系中的重要组成部分。辨证治则，总不离阴阳五行与八纲的道理，本着这些理论原则，指导辨证选穴治疗。

主要治则，可用补法与清法概之。补法与清法须掌握正确。大抵补则气升，清则气降，清补则通和气血，起调整作用。实则用清，虚则用补。实中有虚，则用清补，或针对各脏病情而分别用清法、补法与清补法。用清法太多，须防正气受伤，也须酌用补法，以善其后。

例如治大便燥结，用清脾及清大肠法，因两穴皆为清，最后要用补肾法，固先天元气，以防清泄太过。

更有不宜补的穴位，如肝为将军之官，其性刚果而主升，补则助其上升之势，而侮克他脏。肝属木，肾属水，水能生木，如见肝虚，则用补肾法，滋肾水以生肝木，也就等于补肝。

肺吸之则满，升之则气上，所以也不宜用补。肺属金而脾属土，土能生金，如欲补肺，可用补脾法以培土生金。但遇肺虚极的特殊情况，也可以酌用补法。心为神明之所出，不宜无故扰动，因而也不宜妄补。如欲补心，须用清补法。此外，大肠不可多补，如欲加强其功能，可用清补法。小肠、膀胱穴也不用补。

又有不宜清的脏腑，清则为泄，不应泄的脏就不能用泄法。如心火盛，不能直接清心穴，有一个穴位叫天河水，善能散热，清心用推天河水代替，能散热，能清心火。肾涵先天真水，也不宜清泄，如欲清肾火，则用清小肠、膀胱法以利小便，则肾火即随之而去。

退热一般用清法，但热有虚实，也有虚热实热纠结的情况，必须辨明，因此退热也不是专用清法。纯粹实热，其热太盛，有一个退大热的穴位叫六腑，可以采用。如大热持续不退，必然元气虚衰，须兼用补元气的穴位二人上马，再加上清补脾，甚至用暖穴——外劳宫以补元气、强体力，再加以六腑等清热之穴，其热方退。先天不足的小儿，虽有实热，清后也须用补，以固其根本。以上是清法、补法的运用原则，仍是根据八纲中的"虚实"两条大纲而来的。

清法与补法的运用，在辨虚实的同时，也要辨别阴阳。阴阳和虚实原本也是分不开的。阳盛则热，阴虚亦热，阳虚则寒，阴盛亦寒。阳盛的热多为实热，阴盛的寒虚实兼有。阳虚的寒多为虚寒，阴虚的热多为虚热。这中间就产生了错综交互的情况，在治疗中取穴也比较复杂。阴盛则寒，一方面用暖穴助热，应属补法，一方面又要用清泄法去其寒积，属于清法。例如其人阴盛，又食冷物而腹痛，先用热穴外劳宫温其寒，还要用清脾胃或清大肠法去其有形的寒积。至于阳虚之寒或中无形之寒，那就只用暖穴补之就够了。阴虚的热要用补元气的方法以治其本，还要用散热的穴如天河水以治其标，如兼有外感实热，则偏重清法。还有，新病多实、久病多虚，也须细心诊察辨别清楚，而采用适当的治法。

辨别瘟疫热证的气血虚实，还要注意时间的阴阳消长。平旦至日中（早六时到十二时）为阳中之阳。如在此时发热，则为实热，邪在气分，当清之；日中至黄昏（午十二时到晚六时），为阳中之阴，如在此时发热重，为兼有虚热，须先补后清，因热已入阴，为抗力不足之故，故须补而兼清。又发热前半夜轻，后半夜重为阴中之阴；同样，前半夜重后半夜轻，为阴中之阳，前者较重，后者较轻，皆为邪在阴分之征，总之，要注意时间之昼夜与上下午、上下半夜，观察病情的轻重变化，以辨其阴阳虚实，酌定清法、补法的运用。瘟疫如此，其他病种亦同。如疹主气分，其病属阳；痘主血分，其病属阴，就其病之所属，再观察其病之变化，阴阳错综的现象也显示其虚实。

疮疡要看症状，也要从昼夜轻重观察。夜间痛甚的，色白平塌或紫陷的为阴；日间痛甚，红肿高大焮痛的为阳。也有两种情况兼见而属半阴半阳的。阴者当补，阳者当清，半阴半阳，补而兼清，看阴阳的比例以定其清补的分量，与虚实寒热仍是相互关联的。

第四节 李德修根据五行生克原理
诊治小儿疾病

根据五行生克的原理，指出五脏的相互关系，来指导诊断与治疗。肾水生肝木，肝木生心火，心火生脾土，脾土生肺金，肺金又生肾水；反之，则水克火，火克金，金克木，木克土，土又克水。见图1-2、表1-1。

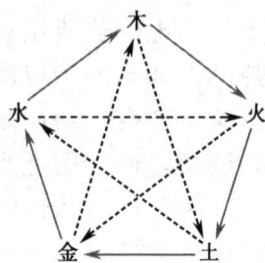

图1-2 五行生克示意图

——→ 代表相生

- - - → 代表相克

表1-1 五行属性归类表

自然界							五行	人体					
五音	五味	五色	五化	五气	五方	五季		五脏	六腑	五官	形体	情志	五声	变动
角	酸	青	生	风	东	春	木	肝	胆	目	筋	怒	呼	握
徵	苦	赤	长	暑	南	夏	火	心	小肠	舌	脉	喜	笑	忧
宫	甘	黄	化	湿	中	长夏	土	脾	胃	口	肉	思	歌	哕
商	辛	白	收	燥	西	秋	金	肺	大肠	鼻	皮毛	悲	哭	咳
羽	咸	黑	藏	寒	北	冬	水	肾	膀胱	耳	骨	恐	呻	栗

1. 五行的正常调节机制

五行的生克制化规律是五行结构系统在正常情况下的自动调节机制。

（1）相生规律

相生即递相资生、助长、促进之意。五行之间互相滋生和促进的关系称为五行相生。五行相生的次序是：木生火，火生土，土生金，金生水，水生木。

在相生关系中，任何一行都有"生我"、"我生"两方面的关系，《难经》把它比喻为"母"与"子"的关系。"生我"者为"母"，"我生"者为"子"。所以五行相生关系又称"母子关系"。以火为例，生"我"者木，木能生火，则木为火之母；"我"生者土，火能生土，则土为火之子。余可类推。

（2）相克规律

相克即相互制约、克制、抑制之意。五行之间相互制约的关系称之为五行相克。五行相克的次序是：木克土，土克水，水克火，火克金，金克木，木克土。这种克制关系也是往复无穷的。木得金敛，则木不过散；水得火伏，则火不过炎；土得木疏，则土不过壅；金得火温，则金不过收；水得土制，则水不过湿。皆气化自然之妙用。

在相克的关系中，任何一行都有"克我"、"我克"两方面的关系。《黄帝内经》称之为"所胜"与"所不胜"的关系。"克我"者为"所不胜"。"我克"者为"所胜"。所以，五行相克的关系，又叫"所胜"与"所不胜"的关系。以土为例，"克我"者木，则木为土之"所不胜"。"我克"者水，则水为土之"所胜"。余可类推。

(3) 制化规律

五行中的制化关系，是五行生克关系的结合。相生与相克是不可分割的两个方面。没有生，就没有事物的发生和成长；没有克，就不能维持正常协调关系下的变化与发展。因此，必须生中有克（化中有制），克中有生（制中有化），相反相成，才能维持和促进事物相对的平衡协调和发展变化。五行之间这种生中有制、制中有生、相互生化、相互制约的生克关系，称之为制化。

其规律是：木克土，土生金，金克木；火克金，金生水，水克火；土克水，水生木，木克土；金克木，木生火，火克金；水克火，火生土，土克水。

以相生言之，木能生火，是"母来顾子"之意，但是木之本身又受水之所生，这种"生我"、"我生"的关系是平衡的。如果只有"我生"而无"生我"，那么对木来说，会形成太过，宛如收入与支出不平衡一样。另一方面，水与火之间，又是相克的关系，所以相生之中，又寓有相克的关系，而不是绝对的相生，这样就保证了生克之间的动态平衡。

以相克言之，木能克土，金又能克木（我克、克我），而土与金之间，又是相生的关系，所以就形成了木克土、土生金、金又克木（子复母仇）。这说明五行相克不是绝对的，相克之中，必须寓有相生，才能维持平衡。换句话说，被克者本身有反制作用，所以当发生相克太过而产生贼害的时候，才能够保持正常的平衡协调关系。

2. 五行的异常调节机制

五行结构系统在异常情况下的自动调节机制为子母相及和乘侮胜复。

（1）子母相及

及，影响所及之意。子母相及是指五行生克制化遭到破坏后所出现的不正常的相生现象。包括母及于子和子及于母两个方面。母及于子与相生次序一致，子及于母则与相生的次序相反。如木行，影响到火行，叫做母及于子；影响到水行，则叫做子及于母。

（2）相乘相侮

相乘相侮，实际上是反常情况下的相克现象。

相乘规律：乘，即乘虚侵袭之意。相乘即相克太过，超过正常制约的程度，使事物之间失去了正常的协调关系。五行之间相乘的次序与相克同，但被克者更加虚弱。

相乘现象可分为两个方面：其一，五行中任何一行本身不足（衰弱），使原来克它的一行乘虚侵袭（乘），而使它更加不足，即乘其虚而袭之。如以木克土为例：正常情况下，木克土，木为克者，土为被克者，由于它们之间相互制约而维持着相对平衡状态。异常情况下，木仍然处于正常水平，但土本身不足（衰弱），因此，二者之间失去了原来的平衡状态，则木乘土之虚而克它。这样的相克，超过了正常的制约关系，使土更虚，治疗应以补土为主。其二，五行中任何一行本身过度亢盛，而原来受它克制的那一行仍处于正常水平，在这种情况下，虽然"被克"一方正常，但由于"克"的一方超过了正常水平，所以也同样会打破二者之间的正常制约关系，出现过度相克的现象。如仍以木克土为例：正常情况下，木能制约土，维持正常的相对平衡，若土本身仍然处于正常水平，但由于木过度亢进，从而使二者之间失去了原来的平衡状态，出现了木亢乘土的现象，治疗应以抑木为主。

"相克"和"相乘"是有区别的，前者是正常情况下的制约关系，后者是正常制约关系遭到破坏的异常相克现象。在人体，前者为生理现象，而后者为病理表现。但是近人习惯将相克与反常的相乘混同，病理的木乘土，也称木克土。

相侮规律：侮，即欺侮，有恃强凌弱之意。相侮是指五行中的任何一行本身太过，使原来克它的一行，不仅不能去制约它，反而被它所克制，即反克，又称反侮。

相侮现象也表现为两个方面，如以木为例：其一，当木过度亢盛时，金原是克木的，但由于木过度亢盛，则金不仅不能去克木，反而被木所克制，使金受损，这叫木反侮金，治疗以泻肝为主。其二，当木过度衰弱时，金原克木，木又克土，但由于木过度衰弱，则不仅金来乘木，而且土亦乘木之衰而反侮之。习惯上把土反侮木称之为"土壅木郁"，治疗以养肝体，疏肝用为主。

相乘相侮均为破坏相对协调统一的异常表现。乘侮，都凭其太过而乘袭或欺侮。"乘"为相克之有余，而危害于被克者，也就是某一行对其"所胜"过度克制。"侮"为被克者有余，而反侮其克者，也就是某一行对其"所不胜"的反克。为了便于理解，我们将乘侮分别加以分析：实际上，相乘和相侮是休戚相关的，是一个问题的两个方面，如木有余而金不能对木加以克制，木便过度克制其所胜之土，这叫做"乘"，同时，木还恃己之强反去克制其"所不胜"的金，这叫做"侮"。反之，木不足，则不仅金来乘木，而且其所胜之土又乘其虚而侮之。所以说："气有余，则制己所胜而侮所不胜，其不及，则己所不胜侮而乘之，己所胜轻而侮之。"（《素问·五运行大论》）

（3）胜复规律：胜复指胜气和复气的关系。五行学说把由于太过或不及引起的对"己所胜"的过度克制称之为"胜气"，而这种胜气在五行系统内必然招致一种相反的力量（报复之气），将其压抑下去，这种能报复"胜气"之气，称为"复气"，总称"胜复之气"。"有胜之气，其必来复也。"（《素问·至真要大论》）如木气太过，作为胜气则过度克土，而使土气偏衰，土衰不能制水，则水气偏胜而加剧克火，火气受制而减弱克金之力，于是金气旺盛起来，把太过的木气克伐下去，使其恢复正常。反之，若木气不足，则将受到金的过度克制，同时又因木衰不能制土而引起土气偏亢，土气偏亢则加强抑水而水气偏衰，水衰无以制火而火偏亢，火偏亢则导致金偏衰而不能制木，从而使不及的木气复归于平，以维持其正常的调节状态。故曰："形有盛衰，谓五行之治，各有太过不及也。故其始也，有余而往，不足随之，不足而

往，有余从之……。"(《素问·天元纪大论》)

胜复的调节规律是：先有胜，后必有复，以报其胜。"胜气"重，"复气"也重；"胜气"轻，"复气"也轻。由于五行为单数，所以对于任何一行，有"胜气"必有"复气"，而且数量上相等。故曰："有胜则复，无胜则否。"(《素问·至真要大论》)"微者复微，甚则复甚……"(《素问·五常政大论》) 这是五行运动的法则。通过胜复调节机制，使五行结构系统整体在局部出现较大不平衡的情况，进行自身调节，继续维持其整体的相对平衡。

总之，五行结构系统具有两种调节机制，一为正常情况下的生克制化调节机制，一为异常情况下的胜复调节机制。通过这两种调节机制，形成并保障了五行结构系统的动态平衡和循环运动。

例如肝木能生心火，肝为母而心为子，肝主藏血，心又为主血的脏器，肝的功能良好，因其充筋的力量而血行通畅，则心君安奉，就起了木能生火的作用；又如心血不足，肝亦不得其养而燥，又是子病影响及母了。心血充足，得以荣脾，则脾运健旺，这就是火能生土的作用。君火下照，日丽中天，力能生土，命门相火安其位而水不上泛，也有益于脾土。反之，脾虚胃弱，纳减食少，不能生血，心脏也必然受到影响。这又是子病影响到母了。脾土为中宫，肺主清肃，位居中宫之上，畏热畏寒，赖中央中和之气以为养。肺又为贮痰之器，中宫健运水湿，则痰不生而肺得宁静，这些都是土生金的作用；反之，肺为华盖，复于中宫之上，肺有病也必然影响其母。肾为水火之脏，肺为水之源，肺的功能良好，肾亦得其益，这就是金生水的作用。肾阴不足，也能影响到肺，命门火衰则水泛为痰，肾不纳气则吸不归根，肺就要受其害，这就是肺肾的母子关系。肾水能涵养肝木，使肝脏柔而不燥，功能正常，这就是水生木，如肾阴不足，水不涵木，化火生风，这是相生作用和母子关系的简要说明。

五脏乘侮也是如此。心气不足，心中惕惕，无端惊恐，精神失常，意志不定，或为怔忡健忘神经衰弱的症状，水气上逆，火畏水刑而惊悸，这就是水克火的情况；心火太盛，则肺被熏灼，是为火克金；肺金肃降太过，而肝阳被郁，这就是金克木；肝太旺必然上逆而使胃气不降，消化不良，这就是木克土；土盛壅塞，制水太过，肾受其害，这就是土克水。但如被克的一脏过盛，也会反过来侮犯克他的一脏。

治疗方面，如脏不宜补时，虚则补其母，如肝虚可以补肾；实则泄其子，如肝火太盛，除清肝外，也可以用清心的穴兼清心火；又如知木能克土，肝病可以先实脾，防病传脾，《金匮要略·脏腑经络先后病脉证第一》中说："夫治未病者，见肝之病，知肝传脾，当先实脾；四季脾王不受邪，即勿补之。中工不晓相传，见肝之病，不解实脾，惟治肝也。"这些道理，早有阐发，这在推拿的诊治方面则更为有用。总之，人体各脏腑是互相关联而不是孤立的，治疗时不要专顾治其本脏，还要顾到它所影响和影响它的其他各脏，利用其相互关系灵活运用，而得到良好的效果。方剂是如此，推拿的取穴更是如此。掌握了这个原则，在选穴治疗时就可左右逢源，绝不是头痛医头，脚痛医脚了。三字经学派采用的穴位不甚多，而在生克作用上充分运用，少而精，以简驭繁，取得了良好的疗效。

第二章 三字经学派推拿手法与穴位考订

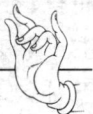

第一节 推 拿 手 法

这一派的推拿手法简单易学，常用的只有六种手法。

1. 推法

推法是在穴位上用拇指外侧面，或食指、中指、无名指的掌面，按着穴位的皮肤，以固定的幅度向前、向后或来回往复推移，也就是有规律地、轻重均匀地连续直线摩擦，一般情况下，离心的方向为清，向心的方向为补，来回往复为清补。但有例外，如推天河水一穴，其方向是向心的，但是属于清法。推动的速度要比较快，力量的轻重，要据患者年龄的大小与体质的强弱而定，原则是不使皮肤发红生炎为度。推肘时，肘蘸一点滑石细粉，以取滑利，其他手法有摩擦性的皆同（图2-1）。

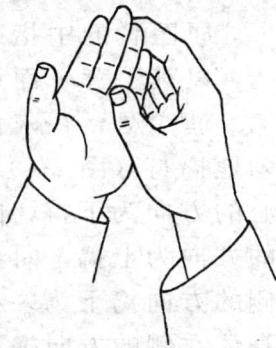

图2-1 推法

19

2. 揉法

以医者的手指按在操作的穴位上，不离其处而旋转揉动，一般是用拇指或中食两指的掌面揉之，左揉右揉同数，左揉主升，右揉主降，其作用多偏于补，也含有清补的作用（图2-2）。推法用于线状的穴位，揉法则用于点状的穴位，二者同是最常用的手法。

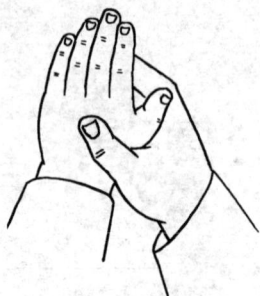

图 2-2　揉法

3. 拿法

以拇食两指或并用中指，夹住穴位同时用力卡拿。三字经学派推拿专用于列缺穴，是一种强烈刺激的手法，用于发汗、醒神、激活神经、抑制癫狂等治疗（图2-3）。

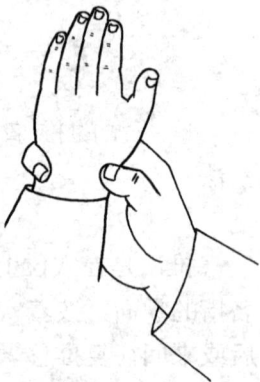

图 2-3　拿法

4. 捣法

屈医者的中指或无名指，以其手背一面近掌之第一指节处，在穴位处均匀地捣打（图2-4）。向离心的方向为下捣，向向心的方向为上捣，向身体左侧的方向捣下为左捣，向身体右侧的方向捣下为右捣。作用在于矫筋脉的拘

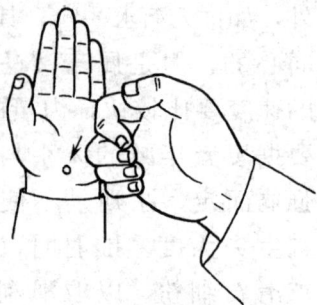

图 2-4　捣法

急或偏胜，总的效能是升降与矫正。如患急喘、实火、惊悸，也可直捣（直上直下地捣下），有镇降的疗效。

5. 分合

用医者两手拇指的外侧同时从穴位处向两旁分推为分，用于分阴阳疗法；同时从穴位两边向穴位处合推为合，用于合阴阳疗法（图2-5）。前者分寒热平气血，后者能使阴阳相交，气血和谐，总的作用是和解。

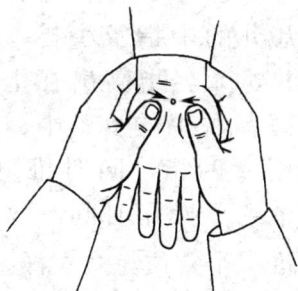

图2-5 分合阴阳

6. 运法

用医者拇指侧面或食指、中指、无名指指端掌面，单用或两指并用（治大人亦可三指并用）循穴位向一定方向转圈回环摩动，或作半圈推动，叫做运法（图2-6）。整圈如运八卦，能开气血食

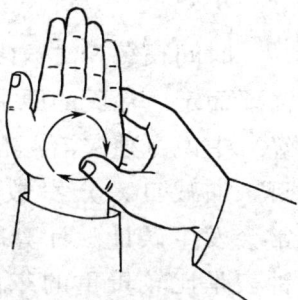

图2-6 运法

痰火之郁结；半圈如运水入土，运土入水，能调整水火或土的偏胜，总的作用是化郁和调整。

7. 其他

推法中所举的平肝清肺并推法，两穴均是从指根推向指端，中间只隔一个中指，就可以同时并推。如何隔开呢？幼儿手小，医名可以自己的中指隔开患儿的中指，插在患儿食指和无名指之下，以食指垫住患

儿无名指和食指之端，同时以无
名指隔开患儿的小指，然后以拇
指外推，非常方便（图2-7）。

也可以用医者的左手握住
患儿的中指及小指，则患儿食
指、无名指高出在上，推时用
医者右手的食、中、无名指单
用或两指，同时推肝肺两脏，
节约了操作时间，效果和分别
推一个穴位完全一样。

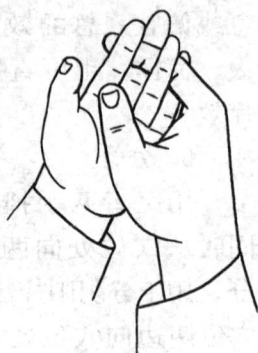

图2-7　两穴联推法

第二节　推 拿 时 间

时间长短，次数多少，也依年龄的大小与病情的
需要而定。徐氏的原书是计算推的次数，如在《三字
经》中说：独穴治，有良方，大三万，小三千，婴三
百，加减良，分岁数，轻重当。但是，稍一分神，
常会发生误计。计算时间则简便多了，因在徐氏时
钟表是比较贵重的东西，不是人人都有的，不得已
只好计数。正如古人计算脉搏用呼吸定息，一息几
至来计算，现在普遍都用一分钟多少至来计算了，
既方便又准确。我们现用的方法是就自己推的速
度，看看每分钟推多少次，有个尺度，然后改用多
少分钟来计算，比计数方便多了，其他手法也照此
类推。因此，在后面的医案中，均标明每穴推拿多
少分钟。

李先生认为，推拿医生体验自己的迟速，每分

钟可推揉多少下，针对患者的体质强弱、年龄大小、敏感程度、病情缓急轻重而灵活运用，并无硬性规定，因此本书虽也提到时间，也是仅供参考，不能据为定则，李先生推拿的特点是取穴少、时间长，一般情况每穴 15 分钟左右，个别病重的患者可到 20 分钟或 30 分钟，如病危抢救，时间还要更长，甚至推到脱离危险为度，那就属于特殊情况了。

第三节　推拿的滑润剂

推拿时连续摩擦，因皮肤出汗，必然滞涩不流畅，既不便于推运，且容易发炎，必须用滑润剂助之。旧法用葱水、姜水、香油、冬青油（水杨酸甲酯）等，据说有帮助通透的作用。推拿的得效还是在于摩擦，上述物品的干爽滑利度都不大，李先生改用滑石细粉，干爽滑利，久推无碍，比旧法便利许多，特别是采用"独穴"多推，更为适用。

第四节　穴位考订

推拿得效，手法的正确和穴位的准确都是首要的。徐氏的原著并无刊行本，经多人传抄摹写，穴位图多已失真，说明也欠明了。今将诊察所需的及李先生采用得效的穴位，作简图说明如下。有的虽有穴位而无用法的，则存而不论，不征引其他推拿学派的资料。

一、头面穴位（图 2-8）

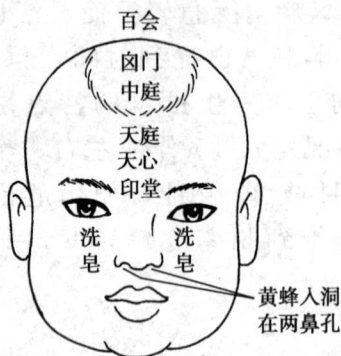

百会

囟门
中庭

天庭
天心
印堂

洗
皂

洗
皂

黄蜂入洞
在两鼻孔

图 2-8 头面穴

注：有的穴位只在诊察时用

1. 百会

部位：从两耳尖引直线上行交会于头顶中线处是其穴位。（见图 2-8）

2. 囟门

部位：从前发正中引直线上指百会，百会前有凹陷处，是其穴位。（见图 2-8）

3. 中庭

部位：在发际正中略偏上处，与囟门成一直线。（见图 2-8）

4. 天庭

部位：从眉心至中庭三分之，自中庭下数第一分点，就是该穴位的部位。（见图 2-8）

5. 天心

部位：从眉心至中庭三分之，自中庭下数第二分点，在天庭之下，就是天心穴的部位。（见图 2-8）

6. 印堂（又名眉心、二门）

部位：在两眉之间。（见图 2-8）

手法及主治：

第一：眉心印堂为望色之处，用水洗净以察其色，看出现何色，结合脉象症状，就可以作出诊断。

第二：如欲发汗而散风寒，先用拇指从印堂推向囟门，小儿二十四数，成人一百二十数（徐氏旧说认为：以应二十四气），再拿列缺穴，即可得汗。次用两拇指从印堂分推至太阳太阴，再将两耳下垂尖捻而揉之，又用两手捧头而摇以顺其气，这就完成了发散风寒的一套手法（以上记述的手法，为徐氏原书记载，未见李先生用过）。

7. 黄蜂入洞

部位：两鼻孔。（见图 2-8）

手法：中食两指抵入患者二鼻孔，左右旋转，这也是个别穴位的个别手法。

主治：主外感风寒，可发汗，亦能止汗。

8. 洗皂

部位：鼻翼两旁。（见图 2-8）

手法：医者用两手拇指外侧面，在患者鼻之两旁抵鼻旁及连鼻之颜面自上向下推擦，齐鼻头而止，这也是个别手法之一。

主治：能调五脏之气。

二、阴掌穴位（图2-9）

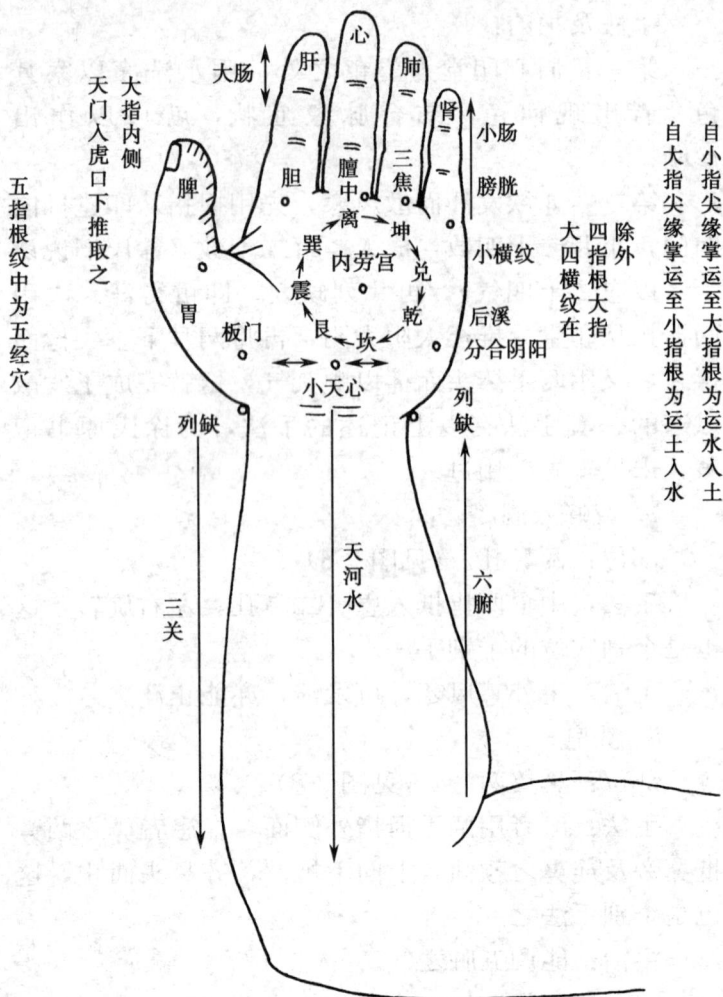

图2-9 阴掌穴位总图

26

1. 心穴

部位：中指上节掌面（图 2-10）。

手法：一般用清补法，在中指上节从指端到指节指纹，来回推之，名曰清补心法。

主治：心血亏，可用清补心法来回推。如无虚，不可妄补。如有心火，也不得用清法，而以推天河水代之。

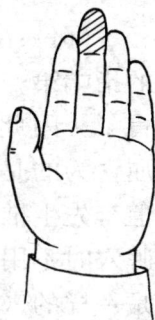

2. 肝穴

部位：食指上节掌面（图 2-11）。

图 2-10 心穴

手法：一般用清法，习惯称为平肝。肝穴的部位虽在食指上节掌面，而其清法则是从食指根起一直推到指端，其补法也是从指端推到指根。肝主升，补法亦为升，因此非肝极虚不能妄用补法。

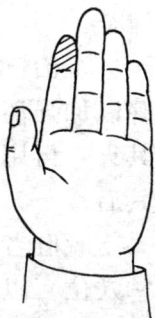

主治：肝为将军之官，宜平而不宜补。肾水能生肝木，补肾水即所以养肝。如山根见青色，为肝有风热，先辨

图 2-11 肝穴

其虚实，实者用平肝法，虚者用补肾法。又平肝清肺，推天河水，三穴配合以清之，即使是麻疹发热，也可应用。因为三穴配合同时也有表散的力量，可以助疹外透，并能制止发热上冲，且可防止并发肺炎。如已发生肺炎，这三个穴也仍然是对症的。又：肝气郁结、神志抑郁，也可以专用平肝法，功效同于方剂的"逍遥散"。遇肝虚欲脱，方可酌用直接的补法。

3. 脾穴

部位：拇指上节外侧为脾穴。拇指的指端第一节为其本穴，下节外侧就属胃了。因此徐氏原书说推时要拇指内屈，为的是推时不至连及第二节胃穴。但李先生推时并未将两节严格分开，推脾穴时不用屈指，往往连及下节，疗效是一样的（图2-12）。

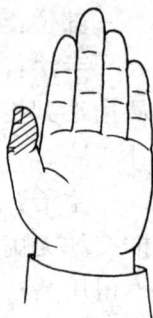

手法：屈指向心推之为补（不屈亦可），直指离心推之为清，来回推之为清补。

图 2-12　脾穴

主治：脾虚作泻，先清补大肠以止泻。然后清补脾以加强消化健运。大便燥结伸拇指向外推之，以泻其火，再用泻大肠法，燥结可愈，后用补肾法以善其后。

脱肛者，先补脾土以生肺金，然后揉二马（见阳掌穴位）以治肾寒，再补肾水以生肝木，使木安而不克土，最后清补大肠，以加强大肠之功能，必愈。

喘嗽虚证，为肺、脾、肾皆虚，先揉二马以补肾中水火，次清肺以清热平气逆，最后补脾土以生肺金。

心脾火盛，口舌生疮，手热身热，先推天河水，然后清补脾。

唇裂肿痛，口外生疮，上眼皮肿，皆属脾火，也有因感寒而肿的，李先生一律用清补脾法通治。

脾主四肢，又主肌肉，如瘫痪无热及软骨症等，皆可多用补脾法为治。

4. 肺穴

部位：无名指上节掌面（图 2-13）。

手法：穴位在无名指上节掌面，清法从无名指指根处推到指端，补法从无名指端推到指根，但补法少用。

主治：清肺法常与平肝、推天河水配合应用，以退热，治肺炎、肺热、透发麻疹，都用这三个穴。

肺非极虚不宜妄补，补则呼吸满闷。如欲补肺，可用补脾法培土生金以代之。

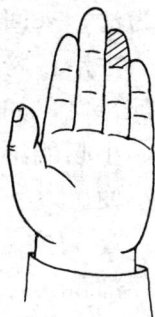

图 2-13　肺穴

5. 肾穴

部位：小指上节掌面（图 2-14）。

手法：从小指端推到指根连掌处为补法，不用清法。

主治：肾水不足，虚火上炎，非一般清热法所能降，必须用补肾法以滋肾水，则虚火自退。

肝不宜补，肝虚者，用补肾法生肾水以养肝，即所以补肝。

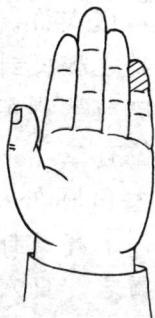

图 2-14　肾穴

6. 小肠、膀胱穴

部位：小指外侧，从指根到指端。徐氏并未指明小肠与膀胱穴各自的部位，以他穴之例推想，小肠穴当在上节，膀胱穴当在下节，因两穴皆利小便，故不须截然分开（图 2-15）。

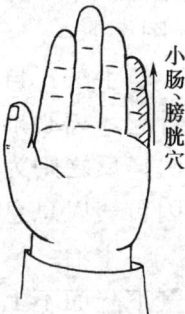

手法：小指外侧从指根推到指

图 2-15　小肠、膀胱穴

29

端为清，来回推为清补，不用补法。

主治：膀胱气化不行，则小便不利，须用清法以化郁行气，如因肾虚可加补肾及揉二马，以补肾中水火。小肠能泌别水液清浊，用清补法，可以利水道而通小便。

7. 胃穴

部位：徐氏原书说："大指小节属脾土，下节属胃土"；又说："胃穴自古无论之者，治病甚良，在板门外侧黄白皮，此真穴也"；又说："霍乱病，暑秋伤，若上吐，清胃良，大指根，震艮连，黄白皮，真穴详。"其意当指穴位非在运八卦之震艮卦处，而在鱼际自肉边缘白皮与掌背黄皮交界处。因此，胃穴部位有二，一是拇指下节为胃穴，二是大鱼际外缘白皮与掌背黄皮交界处，下齐艮卦部位，亦即小天心穴旁为胃之"真穴"，他未否定拇指二节，又强调二节下黄白皮交界处，则此两处皆属胃穴，而黄白皮处更为重要（图 2-16）。

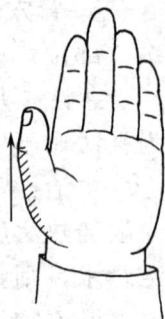

图 2-16　胃穴

手法：自鱼际外缘黄白皮交界处，从腕部掌边高骨起，离心推至拇指根或至拇指第二节皆可，此为清法；反之则为补法。清之则气下降，补之则气上升。因胃气以息息下行为顺，故一般用清法。

主治：清胃热，降胃气，一般呕吐皆可用之。胃气下降而不上逆，呕吐可愈，麻疹兼呕吐的，也可用清胃法。

8. 板门穴

部位：掌面拇指下平白肉正中稍偏下处，稍低于坎宫，从虎口到腕横纹划一直线，在线中点取穴，以指点之，觉有物如筋头，大如小豆粒，重按之则酸麻，这就是板门的部位（图 2-17）。

手法：以指点住筋头状物，左右旋揉同数。

主治：阴阳霍乱，上吐下泻，揉至三万，病去如失。脾胃虚吐泻皆可揉此，并可开胃进食。

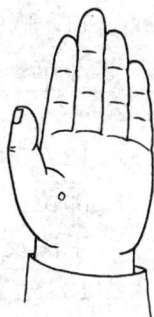

图 2-17　板门

9. 大肠穴

部位：徐氏原书说在"食指外侧上节，穴如豆粒"（图 2-18）。

手法：在食指外侧，向指尖方向推为清，不必拘于上节，向虎口方向推为补，来回推为清补，一般不专用补法。

主治：补则气上升，清则气下降，清补则和血顺气。泄泻痢疾，用清补法，多推此一穴可愈。此穴的主要作用可以利小便，调大便，如用清法，可治大便燥结。

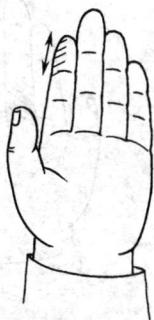

图 2-18　大肠穴

10. 胆穴

部位：在食指下节掌面（图 2-19）。

手法及主治：一般不专用，平肝时连同此穴一并推之。

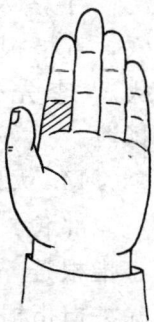

图 2-19　胆穴

11. 膻中穴

部位：在中指下节掌面，未见李先生应用（图2-20）。

12. 三焦穴

部位：无名指下节掌面（图2-21）。

手法及主治：不专用，清肺时连同此穴一并推之。

13. 五经穴

部位：在掌面五指根连掌之横纹正中，每指根一穴，总名五经穴（图2-22）。

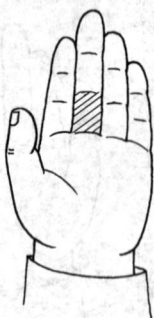 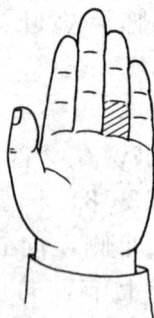 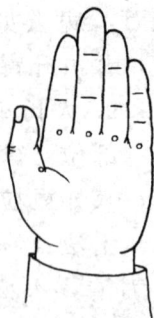

图2-20　膻中　　　　图2-21　三焦穴　　　图2-22　五经穴

手法及主治：徐氏云："五经穴，五指根纹来回推之，开脏腑寒火。"李先生体会其意，用左右推揉法。

14. 大四横纹

部位：食指、中指、无名指、小指根连掌之横纹正中，即五经穴除去拇指根纹（图2-23）。

手法及主治：来回推之，开脏

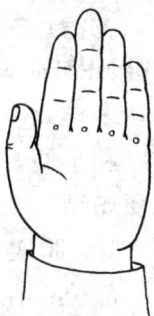

图2-23　大四横纹

腑寒火，治腹胀。揉之，能和气血，功用同五
经穴。

15. 小天心

部位：在掌心下部，运八卦之坎
宫部位，即在掌中心从腕横纹起到指
根之横纹四分之，从腕横纹数第一分
点，左右两边凸肉之间凹处为小天心
穴（图 2-24）。

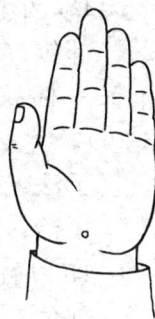

手法：用捣法，上下左右捣或
直捣。

图 2-24　小天心

主治：眼睛向上下左右翻或向两边斜，治疗时向
相反方向捣小天心以纠正之，如左斜向右捣，上翻向
下捣，得纠正即止，不可过捣。风热上冲头目、高血
压、角弓反张，用下捣法。亦有前仆而不后仰之症
（旧俗名"磕头风"），可用上捣法。急喘实火，则用
直捣法。

16. 天门入虎口

部位：拇指内侧（图 2-25）。

手法：拇指内侧，由指端下
推至指根。

主治：和血顺气，使气下行。

17. 虎口入天门（图 2-25）

部位及手法：徐氏书云："自
食指下节向上推之，为虎口入天
门"。

天门

虎口

主治：徐氏并未说明主治何
病，且与大肠穴重复。疑是拇指

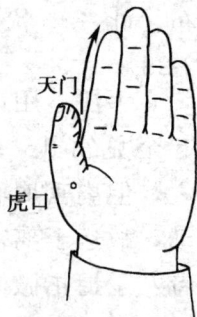

图 2-25　天门入虎
口，虎口入天门

内侧向上推之误，李先生亦未用过，姑存待考。

18. 小横纹

部位：小指下节与掌相连之纹下又一横纹，穴在纹中偏外处（图2-26）。

手法：揉之，左右同数。

主治：治喘嗽（气管炎）。

19. 后溪穴

部位：从小横纹起缘掌边引弧线至近坎宫处（图2-27）。

手法：从小横纹下推至近坎宫处。

主治：开胸利膈顺气。

20. 八卦

部位：掌中围绕掌心内劳宫穴一周，缘掌心凹下处及掌边高起之边缘，按乾坎艮震巽离坤兑八卦分布，此一环状，即为穴位所在（图2-28）。

手法：用运法，即将全圈自乾宫起至兑宫止，周而复始，旋转摩擦之，但离宫属心、膻中，不宜刺激发动，故运至离宫处下按宜轻，或用医者左手拇指微掩其处而运之。

主治：五脏之气不调而胸膈作闷、痰火郁结、喘嗽交作、小儿百日咳等，都可用运八卦法，以宽胸利

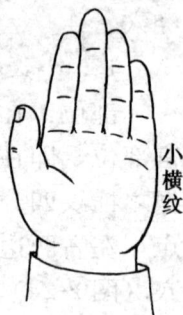

图 2-26 小横纹

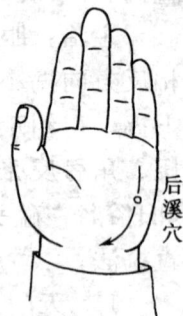

图 2-27 后溪穴

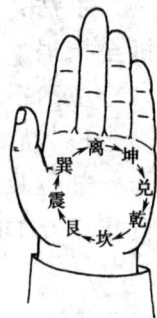

图 2-28 八卦

膈，开郁降气，且能助气调气，加强中气的运化力量，并能消痞化积。

21. 内劳宫

部位：在掌面正中两骨中间凹处，与外劳宫相对。

手法：徐氏书中只在论"独穴"处约略一提，并未谈到手法。李先生也未用过。

主治：此穴属心，能清胆中心火，不可妄用。清心火以推天河水代之（图 2-29）。

22. 分阴阳

部位及手法：徐氏说："从小天心下横纹处两分，外推之。"但小天心下除掌根别无横纹，从掌根中心向两旁推则又非是。李先生指出，只是从小天心略偏向掌根横纹处用两拇指向两旁分推（两边的穴位名阳池、阴池，但不是阳掌推拿穴位的阳池穴）（图 2-30）。

主治：分寒热，平气血，寒热错综，气血不和，病变复杂，用此法以解寒热纠结，使气血舒和。

23. 合阴阳

部位及手法：与分阴阳相反，照前部位从两边向中心合推之（图 2-31）。

主治：能使阴阳相交，气血谐

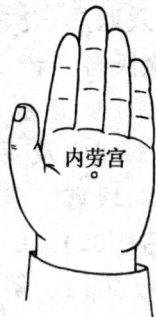

图 2-29　内劳宫，分合阴阳

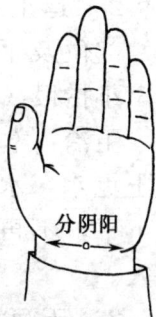

图 2-30　分阴阳

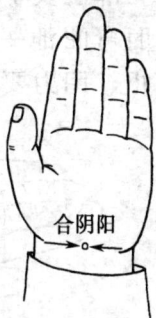

图 2-31　合阴阳

和。徐氏说用本法与他穴配合治痰涎壅盛，其法先推肾穴取热，次用合阴阳法，最后推天河水，其痰既散（徐氏各穴皆三百数，应酌增加）。

24. 运水入土

部位及手法：自小指尖缘掌边推向坎宫（李先生说应推到拇指根）（图 2-32）。

主治：消化不良，便秘属燥的，用运水入土法可以润燥，又可用治遗尿。

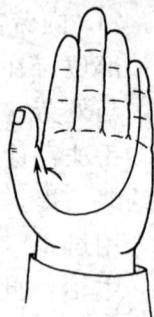

图 2-32　运水入土

25. 运土入水

部位及手法：自拇指尖缘掌边推至小指根（图 2-33）。

主治：木旺克土而致消化不良，以土克水，水衰则木气也不足，肝旺可平，不再克脾，李先生未用过此穴。

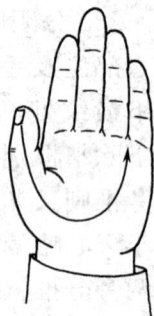

26. 天河水

部位及手法：自腕横纹中央起，向肘弯曲池一方向推，推至肘横纹而止，用力要匀（图 2-34）。

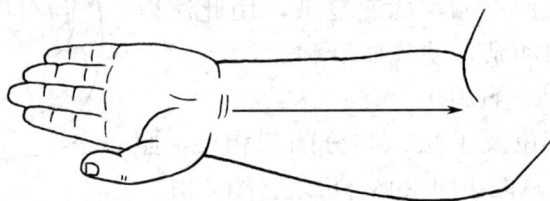

图 2-33　运土入水

图 2-34　天河水

主治：心有热不能直接清泄，用此穴清心火，退热发表都可用之，常与平肝清肺配合。

27. 三关

部位及手法：在臂之上侧拇指一面，从腕横纹起，上推至肘弯（须将患者左臂顺正，使拇指在上，推的部位保持在臂的上侧，用力要匀）（图2-35）。

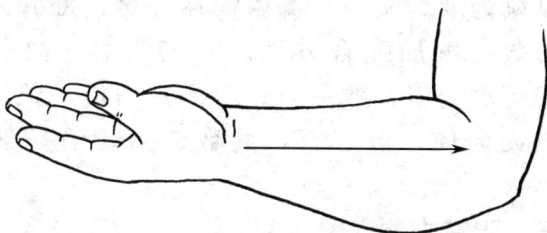

图2-35 三关

主治：此为暖穴，大补肾中元气，回阳生热。寒痰迷塞心窍，推五百数即有效。徐氏说用以治"痴"，效果显著。

中风病，须用热力祛风、开郁、祛痰，以此为独穴多推，以醒为度。

28. 六腑

部位及手法：左臂之下侧小指一面，从肘弯起，下推至小指侧之腕横纹。推的部位保持在臂的下侧，用力要匀（图2-36）。

主治：此为凉穴。徐氏说："大

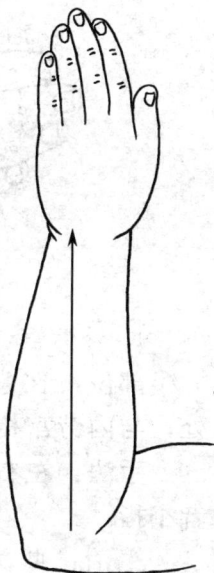

图2-36 六腑

补元精，即心血也。"体会其意，这一穴虽为凉穴，也非一味寒凉，同时也有壮水制火，滋阴潜阳之义，因此，即使兼有虚热也可用它。徐氏特别提出温毒颈肿，喉痹窒息，推此三万数立愈。不论肿左肿右，或夜轻日重，都可取此穴。此外凡大虚热证，疮疹痘斑，头、目、牙、耳实火都可专用此穴，以愈为度。又说：痴癫痰迷心窍，推此穴一万五千有效。再加配合方法。六腑为君，数一万五千；天河水为臣，数一万；后溪穴为佐，数四千五百；三关为使，数五百，共数三万。治痰迷心窍有效。

三、阳掌穴位（图 2-37）

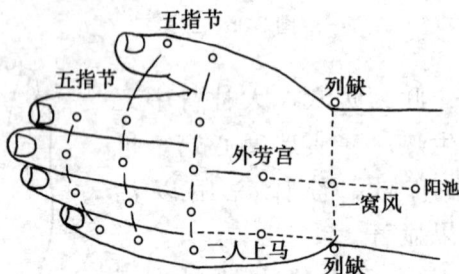

图 2-37　阳掌穴位

1. 外劳宫

部位：在掌背正中两骨中间凹处，与内劳宫相对（图 2-38）。

手法：左右揉同数，揉时应屈患者小指。

主治：此为暖穴，善治下元寒证。凡脏腑风寒冷痛，腹痛属寒，日

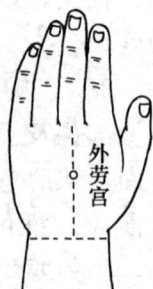

图 2-38　外劳宫

久不愈，揉不计数，以愈为度。

2. 一窝风

部位：在掌背掌与臂腕相连腕窝处，上屈时出现皱折之中心（即针灸之阳池穴部位）（图2-39）。

手法：左右揉同数。

主治：下寒腹痛，风寒鼻流清涕。

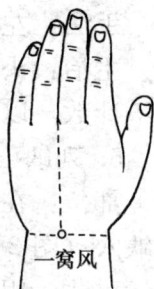

图 2-39 一窝风

3. 二人上马

部位：本穴简称二马，在掌背小指、无名指两掌骨中间，由指根至腕横纹之掌骨二分点偏上，取凹处（图2-40）。

手法：左右揉。

主治：大补肾中水火，左揉气降，右揉气升。治虚火牙痛，耳鸣阳痿，足软不任履地，腰以下痛，眼赤而不痛，一切属肾虚的证候，都可以用此穴补肾为治。凡虚火上炎，颈肿咽痛，双单蛾（扁桃体肿大）而下午痛甚，皆可用此穴以退虚热，以愈为度。如上午痛甚，就不是虚火，应以推六腑治之。

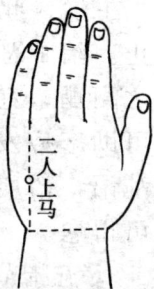

图 2-40 二人上马

4. 阳池

部位：顺一窝风穴向腕上引直线，大人约寸余，小儿则视手臂之长短约计之。按住一窝风上有一凹处，即为本穴（图2-41）。不是针灸学的

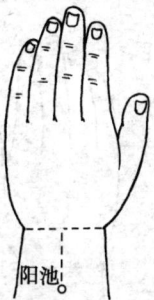

图 2-41 阳池

阳池穴。

手法：左右揉同数。

主治：头部一切疾患，头痛不论寒热虚实皆效。揉不计数，以愈为度。可用以治高血压眩晕。

5. 列缺

部位：在掌根连腕处两侧之凹内，非针灸学上之列缺穴（图2-42）。

手法：用拇指及中指、无名指将腕窝两侧两穴处用力卡拿之，这就是推拿的"拿"法。

主治：此为发汗、解表、通窍之穴。拿之汗出为止。治中恶不省人事，目闭口噤而阴脉不绝的，拿之可醒。感冒风寒、风寒头痛，久拿可以得汗，又可助疹痘发表，得汗后则须避风。歌哭无端，胡言乱语，俗所谓"邪祟"，拿列缺出汗，痰开神清，即可得愈。

6. 五指节

部位：五指各关节（图2-43）。

手法：用指端指甲里外揉、捻、掐之。

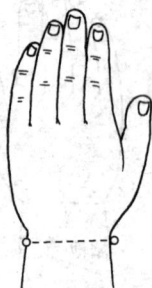

图2-42　列缺

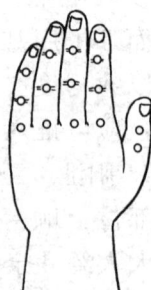

图2-43　五指节

主治：祛风、镇惊、和血、顺气，并消痞积。多用得效，诸穴推毕，都可用此法以和气血。

以上共 43 个穴位，其中有的未曾用过，凡用过得效者都作了说明。李先生采穴，概用左手，不照男左女右的旧法。

第三章
常见疾病的推拿疗法

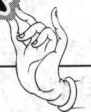

第一节　感　冒

一、病因

四季均有发生，尤以秋冬季最常见，多因气候突变，遭受风寒侵袭，卫表失和，肺气不宣所致。

二、临床表现

恶寒发热，头疼体疼，鼻塞流涕，咳嗽喷嚏，食欲不振，呕吐，有汗或无汗，便秘溲赤等。

三、治则

解表散寒清热。

四、取穴

1. 发热轻的（37.5～39℃）

平肝肺 10 分钟，天河水 15 分钟，掐五指节。

2. 发热较重的（39～40℃）

平肝肺 10 分钟，退六腑 15 分钟，提捏大椎，掐五指节。

3. 兼症

（1）感冒鼻塞加阳池 10 分钟，呕吐加清胃 10 分钟，嗽重加八卦 10 分钟。

（2）感冒夹痰

临床表现：兼见咳喘，舌苔微黄腻或黏，脉浮滑数。

治则：解表，祛风热，兼宽胸理气化痰。

取穴：平肝 10 分钟，清肺 15 分钟，天河水 10 分钟，运八卦 15 分钟。

痰太盛加清补脾 10 分钟。

高热加推六腑 15 分钟。

（3）感冒夹滞

临床表现：兼乳食停滞者，症见纳呆吐泻，腹胀肠鸣，或见高热，舌苔黄厚，脉滑实。

治则：解表祛风热，兼理气化积。

取穴：平肝清肺 15 分钟，天河水 10 分钟，运八卦 15 分钟，清脾 10 分钟。

呕吐加清胃 10 分钟。

见有形食积加清大肠 10 分钟。

高热加推六腑 15 分钟。

（4）感冒夹惊

临床表现：兼见烦躁惊厥，高热，甚或角弓反张，苔黄偏干，脉弦数。

治则：解表祛风热，息肝风，安神镇惊。

取穴：平肝（加重），清肺，天河水（加重）。

高热加推六腑。

如见角弓反张、目上翻、惊厥等临床表现加下捣小天心。

眼斜视，则向相反方向捣小天心。

（5）感冒寒热往来

临床表现：乍寒乍热，先寒后热，得汗则解，证属寒热错综或邪传少阳。

治则：分疏阴阳，调和气血。

取穴：分阴阳 10 分钟，大四横纹 10 分钟，或外劳宫 15 分钟。

见少阳证，加平肝、清肺、天河水各 15 分钟。

以上治疗每天 1 次，一般感冒推拿 1 次，最多 2～3 次可愈。

附：治感冒验方

1. 生姜 6g，生葱白三寸，大枣四个，水煎顿服。

2. 荆芥、薄荷、苏叶各 6g，水煎服。

3. 绿豆 15g，生姜三片，葱白一个，青萝卜片 30g，水煎服出汗。

第二节　支 气 管 炎

一、病因

可由细菌或病毒感染引起，亦可由理化性刺激如煤烟、灰尘、寒冷空气刺激引起发病，按病程长短，分为急性和慢性两种。

二、临床表现及治疗

1. 急性支气管炎

临床表现：初起有感冒的临床表现，继则咳嗽加重，可有发热、胸闷、气促、食欲不振，初为干咳，以后痰渐多。

治则：清热止咳。

取穴：

（1）八卦 10～15 分钟，平肝肺 10 分钟，清胃 10 分钟，天河水 10 分钟。若喘重可改为逆八卦 10 分钟，发热 38.5℃以上改用推六腑。

（2）喘重痰多（肺部有湿性啰音），去清胃，加小横纹。

（3）唯独喘重，少痰或无痰（肺部有干性啰音），去小横纹改用四横纹。

2. 慢性支气管炎　急性支气管炎如反复发作可成为慢性支气管炎。

临床表现：轻者仅早晚有咳嗽，重者可有发热，咳嗽、吐痰明显，活动后喘，呼吸可带哮鸣声，日渐消瘦等。

治则：润肺止咳。

取穴：

（1）可先按急性气管炎治疗，推两次后改用补法：二马 10 分钟，补脾 10 分钟，平肝 5 分钟，补肺 10 分钟。

（2）慢性气管炎急性发作——出现发热、喘重、痰多，此是虚中夹实证，治宜清补兼施。取穴：

1）逆八卦 10 分钟，二马 10 分钟，四横纹 10 分钟，清胃 5 分钟，六腑 15 分钟。

2）二马 10 分钟，补脾 10 分钟，清肺 10 分钟，天河水 10 分钟。

附：支气管炎验方

1. 霜桑叶适量，烧水喝，适用于干咳少痰肺燥者。

2. 桔梗、炙甘草、百部各 6g，水煎服。适用于咳嗽痰多者。

3. 梨一个，切开去核，把川贝末填入梨核空处，把梨紧合起来，蒸食或煮水吃。

4. 中成药　三蛇胆陈皮末或三蛇胆川贝末，按说明服。

第三节　肺　　炎

一、病因

以肺炎双球菌多见，其次为葡萄球菌、链球菌、流感杆菌等，多继发于流感、麻疹、百日咳等急性传染病。以冬春两季多见。

二、临床表现

初起有发热，咳嗽流涕，食欲不振，有时有呕吐，继则出现呼吸急促，鼻翼扇动，鼻唇发绀，痰气上壅，烦躁不安，甚则出现高热抽风，呕吐昏迷。

三、治则

清热宣肺，豁痰。

四、取穴

1. 逆八卦 10 分钟，平肝肺 10 分钟，小横纹 10 分钟，六腑 10 分钟。

若高热引起惊厥，加捣小天心。

若头痛鼻塞加揉阳池。

2. 治疗后体温下降，咳喘减轻，少痰或无痰（肺有干啰音）者，改用：八卦 10 分钟，平肝肺 10 分钟，四横纹 10 分钟，天河水 10 分钟。

附：治肺炎验方

1. 麻黄 3～6g，杏仁 6～9g，生石膏 24～30g，生甘草 3g，水煎服。适用于外寒里热的肺炎患者。

2. 葶苈子 6g，大枣 9g，水煎服。适用于肺实壅盛，痰多气喘的患者。

第四节　顿咳（百日咳）

一、病因

本病是由百日咳杆菌所引起的呼吸道传染病，多在冬春季流行，任何年龄的小儿均可感染，但以乳幼儿多见。病程较长，缠绵难愈，故又名百日咳。

二、临床表现

阵发性痉挛性咳嗽，咳嗽终了有吼声，咳时面色潮红或口唇青紫，涕泪交进，引吐痰食，夜甚于昼，甚则鼻衄，痰中带血，舌下有小粒溃疡，颜面浮肿等。

三、治则

宣肺泄热，豁痰止咳。

四、取穴

1. 逆八卦 15 分钟，小横纹 15 分钟，清胃 10 分钟，天河水或六腑 10 分钟。

2. 痉挛期，咳嗽痰稠，咯吐不利。

逆八卦 10 分钟，小横纹 10 分钟，六腑 10 分钟，小天心 5 分钟；

或肺俞拔火罐 2～3 次，可缓解痉挛。

3. 病久，气血亏损，体弱消瘦，咳嗽不典型。

治宜清肺养阴：二马 10 分钟，清补脾 10 分钟，小横纹 10 分钟，天河水 10 分钟。

附：治痰要穴

燥痰（干性啰音），取四横纹；湿痰（湿性啰音），取小横纹。

热痰（脉滑有力），取六腑；寒痰（脉弦滑），取外劳宫。

虚痰（脉弱无力），取二马。

附：治百日咳验方

1. 鸡苦胆一个，白糖适量。用针刺破鸡胆，将胆汁烘干，加入适量的白糖，碾末调匀，一岁内分三天服完，两岁两天服完，两岁以上一天服一个，每天分 2～3 次服。

2. 大蒜 15g，白糖 30g。大蒜捣烂加糖，开水一杯，浸泡五小时，每日一剂。三次分服，连服 4～5 天。

第五节 麻 疹

一、病因

是由麻疹病毒引起的小儿常见急性传染病，多发于冬春季节，1～5 岁小儿发病率最高，近年来由于广泛实行了麻疹减毒活疫苗预防接种，发病率大大降低。

二、临床表现

初起有发热、流涕、目赤、畏光、眼泪汪汪等，明显上感临床表现，继则呕吐，大便稀，发热，2～3

天后可于颊部黏膜及唇内侧出现白色点状麻疹斑，一般发热3天开始出疹，先自耳后、颈部开始，渐及面、胸背、四肢，透发后2～3天开始消退，留下棕色色素沉着斑。

三、治则

透表清热，引毒外出。

四、取穴

1. 正常疹子　发热不高（39℃以下）。

平肝肺10分钟，天河水10分钟，清胃10分钟。

2. 高热（39.5～40℃以上），麻疹透发不好（并发肺炎）。

六腑20分钟，平肝肺10分钟，清胃10分钟。

咳喘重者加八卦15分钟。

3. 黑疹子　疹色紫暗，高热喘嗽，一般多因用发物太过，热甚而致；或护理不当，过于保暖。治宜重用清热解毒之法，佐以透发。

外劳宫20分钟，六腑15分钟，平肝肺10分钟，清胃10分钟。

喘重，加四横纹；惊悸抽风，加小天心。

4. 白疹子　疹色淡白，隐而不透，昏迷嗜睡，四肢发凉，面白唇青，泄泻等。此乃气血虚弱，元阳不足，不能抗毒外出所致。治宜：大补元气，活血透毒。

（1）多推：外劳宫、平肝肺、二马、天河水。

（2）体温不升，体质虚弱者，改用下穴：

1）多推三关、平肝肺、外劳宫。

2）再服香菜水，一般可出，若再不出者，可用刮痧法，用硬币沾水在前后肋间刮之，或瓜分八道穴也可。

5．麻疹逆证

临床表现：又称险症，主要有以下几种临床表现：

（1）本为麻疹，而发热不足，闭疹不出，或出疹极稀，似有似无，舌苔薄白，脉沉不浮，是为阴证；

（2）发热虽高，而疹出不畅，或高热过 39℃，是为阳证；

（3）无汗昏迷，疹闭不出，毒必内陷，是为险象。

（4）疹渐变紫暗，为邪入血分，燔灼阴血，如色变黑，体温陡降，危在顷刻。

以下详细介绍治则取穴：

（1）逆证阴证

治则：坚守主穴，扶元阳以助透发，见兼症再随症加穴。

取穴：平肝，清肺，天河水，坚持久推。

兼泻加利小便穴（即膀胱穴和小肠穴），清补大肠穴。

兼瘖哑仍用平肝（加重），清肺（加重），加清胃（中病即止，不可过用）。

唇干口渴过甚，加清胃（中病即止，不可过用）。

咳嗽较重，仍用清肺（加重），加运八卦。

兼咽喉红肿，仍用天河水（加重），加清胃（中病而止）。

兼目赤太甚，仍用平肝（加重）。

服食热性发物，发疹上多下稀，加清胃（不可过用）。

发痒发喘，仍守平肝、清肺、天河水三穴加运八卦。

误食酸凉，体温渐减，加二人上马。

伤热，适当加清胃，重者加六腑。

伤凉，加二人上马，也可加外劳宫。

如仍不畅透，加二人上马。

（2）逆证阳证

治则：仍坚守透表清热，引毒外出之旨。

取穴：平肝，清肺，天河水，坚持久推，仍不畅透，亦加二人上马。

（3）邪闭不出

治则：兴奋抗力，加强透发。

取穴：拿列缺，回生之后如能得汗，为有转机，仍守三主穴加二马助之。

（4）邪毒入血

治则：采取抢救措施，以冀万一。

取穴：只见疹色紫暗，尚未变黑，用六腑、二马、平肝、清肺、天河水。

体温陡降，未见疹色变黑，先事强心助阳，如体温渐复，为有转机，再议他治，穴用三关、二人上马或外劳宫。

如体温已升，仍用三主穴加二马。

如体温陡降，汗出如珠，或疹色已黑者不救。

6. 麻疹变证

麻疹热邪伤肺，可转成麻疹肺炎；麻疹已出，忽然不见，名曰"倒面"，亦属重症。

（1）麻疹肺炎

临床表现：邪热伤肺，又别受感染，并发肺炎，因夹有疹毒，咳喘发热较原发肺炎为重，见铁锈色痰及鼻翼扇动，脉象弦数，即可确诊。

治则：透表祛邪，清热宣肺，豁痰平喘。

取穴：平肝、清肺、天河水、运八卦，热太盛加六腑，如见其他兼症，加穴与治肺炎相同，唯清胃不宜过用，恐妨麻疹透发。

（2）麻疹倒回

临床表现：出疹情况较正常，因饮食、受凉、受惊等原因，忽然倒回不见，毒必内攻，最为险症。

治则：兴奋抗力，加强透发。

取穴：拿列缺、平肝、清肺、天河水、二人上马，如见寒象加三关，腹痛加外劳宫。如见透出，仍守平肝、清肺、天河水三穴。

7. 麻疹后遗症

麻疹透发不彻，留有余毒，必发后遗症，常见者为胃肠及肺临床表现。如系闭邪内犯，日久发作，病变严重，须就具体情况辨证治疗。

（1）腹泻

临床表现：大便溏泄频数，腹微痛，兼有微热。

治则：清胃肠邪热，并透发余邪，用健脾扶正法善后。

取穴：清胃、清补大肠、平肝、清肺、天河水，临床表现消失，用清补脾、二人上马善后。

（2）咳喘

临床表现：余邪留肺，咳喘时作，缠绵不愈。

治则：清肺胃，止咳喘，并透发余邪。

取穴：平肝、清肺、天河水、运八卦，症状消失后用清补脾、二人上马善后。

附：治麻疹验方

1. 芫荽（香菜）适量，烧水服，是最好的发物，疹出不透可用鲜芫荽蘸热黄酒搓五心，麻疹很快可出。

2. 透发麻疹　芫荽两棵、鲜茅根 15g，水煎代茶。

3. 蓖麻子去皮和咸萝卜叶捣烂，搓五心，疹可随之而出。

第六节　呕　　吐

一、病因

小儿呕吐，病因非一，总有脏腑气血失和，胃失和降，反而上逆，或干呕或吐食，久则脾胃正气虚损，导致营养不良，而生他变，必须审证求因，及时治疗。

小儿呕吐，寒热虚实皆有。《内经》云："寒气客于肠胃，厥逆而出，故痛而呕也。"又云："诸逆冲上，皆属于火……诸呕吐酸，暴注下迫，皆属于热。"此外，食积胃肠，胃阴不足，跌仆受惊等等各种刺激，使肠管、腹肌、胃、膈肌等蠕动收缩，强力痉挛使胃气不得和降，皆可致呕吐。

二、临床表现及治疗

1. 胃热呕吐

临床表现：烦躁口渴，腹内热，恶心，食入即吐，吐物酸腐，大便臭秽或见秘结、唇赤、舌质红、苔黄，脉象滑数有力。

治则：清胃和中降逆。

取穴：清胃 15 分钟，平肝 10 分钟，天河水 10 分钟，运八卦 15 分钟。

腹痛加板门 15 分钟。

便秘加清大肠 10 分钟。

2. 胃寒呕吐

临床表现：小儿素体脾胃虚弱，中阳不足，又因恣食瓜果生冷，寒滞中脘，或感冷邪，客于胃肠，滞阻升降之机，以致胃寒上逆，食后移时方呕，可朝食暮吐，吐物无腐气，腹多寒痛，或泻或否，舌淡苔白，脉弦迟或沉紧。

治则：温中降逆，驱除寒积。

取穴：外劳宫 15 分钟，板门 15 分钟，平肝 10 分钟，清胃 10 分钟，运八卦 15 分钟。

外中寒邪兼腹痛，加一窝风 15 分钟。

有形寒积加清大肠 15 分钟。

寒伤脾胃加清补脾 10 分钟，兼冷泻亦同。

3. 伤食呕吐

临床表现：乳儿喂乳过量，或过食甜腻食物以及难消化食物，食滞积于中脘，每见食乳中间忽然呕吐，或见喷溢状呕吐，往往无呕恶之声，故有时不名呕而称吐乳吐食，古称有物无声曰吐，即指此种。舌苔厚，脉弦滑。

治则：消积降逆止吐。

取穴：板门 15 分钟，运八卦 15 分钟，清胃 10

分钟，清补脾 10 分钟。

4. 阴虚呕吐

临床表现：病伤气阴，热耗胃津，胃不得濡，不能润降，厌食不思，呃逆干呕，古称有声无物曰哕，即指此种。得食则胃燥不受，反见呕吐，胃阴更耗，必生内热，又称虚火呕吐。

治则：清补脾胃，降逆止呕。

取穴：二人上马 10 分钟，板门 15 分钟，清胃 10 分钟，运八卦 15 分钟，清补脾 15 分钟。

生虚热者加天河水 10 分钟。

5. 夹惊呕吐

临床表现：跌仆受惊，或食时被惊，或先有痰热，食随气逆，每见痉挛喷射性呕吐。或痰热上涌，气血逆乱，蛔虫不安而上扰，有时吐蛔，皆属此类。必兼见恶心时作，呕吐黏涎，夜眠多惊，抽搐蠕动，易成惊风。

治则：平肝镇惊，清热降逆，化痰止咳。

取穴：平肝 10 分钟，清胃 10 分钟，运八卦 15 分钟，板门 15 分钟，天河水 10 分钟，外劳宫 10 分钟。

第七节　脘　腹　痛

一、病因

小儿腹痛，最为常见，部位或高或低，病因非一，总由气机遏阻，血瘀气滞，因而作痛。病位或在中脘两胁，痛或绕脐，或在脐下。小儿肠胃功能尚弱，运化无力，内外干扰，皆能致痛。或受寒邪，或因郁热，或由食积气滞，或由跌仆血瘀，或由虚冷，病因最多。小儿不能自诉，须注重望诊，参以舌诊、脉诊，审为何种脘腹作痛，据以取穴。

二、临床表现及治疗

1. 寒性腹痛

临床表现：感受寒邪，脐腹为风寒所侵，或当风进食，或恣食瓜果生冷，寒邪滞于肠胃，寒凝收引，不能通和，因而作痛。痛多绕脐，思热饮，爱暖熨，舌苔薄白，脉象沉紧或迟。

治则：温中散寒，理气止痛。

取穴：一窝风 10 分钟，外劳宫 10 分钟，板门 15 分钟，八卦 15 分钟，天河水 10 分钟，如有有形寒积，可清补大肠 10 分钟。

2. 热性腹痛

临床表现：郁有湿热，腹外部扪之亦热，肠鸣作呕，舌苔黄腻，脉滑濡而数。

治则：散热和胃肠，止痛。

取穴：平肝 10 分钟，清胃 10 分钟，天河水 10 分钟，板门 15 分钟。

3. 食积腹痛

临床表现：饮食不节，零食无度，食积不消，最易生热，气机郁滞，肠鸣辘辘，扪有散块，或见呕吐，得泻痛减，苔厚，脉滑数。

治则：消导清热止痛。

取穴：平肝 10 分钟，清胃 10 分钟，清脾 10

分钟，八卦 15 分钟，板门 15 分钟，清大肠 15 分钟。

4. 气郁腹痛

临床表现：小孩因故哭叫，家人抑制使不能发泄，或强以乳食，迫使止哭入睡，睡中时作痉挛性长息，易患胸胁痛，甚至发热，一般皆以为腹痛，以痛时身体扭动为特征，或见呃逆，舌苔滞（苔与舌质不分），脉弦紧。

治则：理气止痛。

取穴：平肝 15 分钟，运八卦 15 分钟，四横纹 10 分钟，板门 10 分钟。

5. 瘀血腹痛

临床表现：小儿跌仆较重，后即时见微热，痛在胸腹，痛时身体不动或少动，印堂青，舌偏青暗，脉紧涩（往来难）。

治则：活血化瘀止痛。

取穴：四横纹 10 分钟，外劳宫 10 分钟，板门 15 分钟，天河水 10 分钟。

6. 蛔虫痛

临床表现：痛时上身扭动，下唇内口腔黏膜扪之有沙砾状。小儿好挖鼻孔，目下视白睛有靛青色藻状花纹，时或吐蛔。蛔遇寒上窜胆道，得暖则退行，用宽展胆道之穴，并以下行之穴位助之，并暖胃止痛，可得缓解，续推数次可以不发，但有内热者效不显，后仍需用药驱蛔。李先生治一例患儿，推两天痊愈，后未再发。

治则：温暖肠胃，宽利胆道，引蛔下行。

取穴：第一次，外劳宫 15 分钟，平肝 15 分钟。

第二次，外劳宫 15 分钟，清胃 10 分钟，清大肠 10 分钟。

7. 虚寒腹痛

临床表现：小儿倦怠纳呆，四肢无力，时见厥冷，睡好俯身而卧，正之仍俯，眠中露睛，腹部喜按喜热熨，必为慢性隐痛而患儿不能自诉，面色苍白，舌苔淡薄白，脉沉缓，久成慢惊。

治则：温中健脾止痛。

取穴：外劳宫 15 分钟，清补脾 10 分钟，板门 15 分钟，四横纹 10 分钟。

8. 肠套叠腹痛

临床表现：患儿不进食也腹痛，无矢气，大便闭，腹肌紧张，舌色淡，脉沉细涩。此为元阳不足，阴气凝郁，气机阻滞所致。

治则：助元阳。

取穴：外劳宫（重用）20 分钟，清脾 10 分钟，清胃 10 分钟，清大肠 15 分钟，四横纹 15 分钟，开后用清补脾善后 10 分钟。

第八节　腹　　泻

一、病因

本病是婴幼儿常见的疾病，多发于夏秋季，主要由于消化道细菌感染或饮食不当所致。中医病因病机有四：第一，乳食过饱、恣食肥甘、损伤脾胃；第二，内因肠胃积热，外感不正之气以致运化失职而发之；第三，过食生冷，或腹部受寒以致寒邪凝结中焦、脾失运化所致；第四，体质素弱，饮食不节而患泄泻，或久泄伤脾，脾虚失健。

二、临床表现及治疗

1. 伤食泄

临床表现：口嗳酸气，口渴恶食，腹热胀满，泄时腹痛，泻后痛减，小便赤涩，大便色黄白，臭如败卵，或兼呕吐。伤乳泄者，大便色黄白，内有奶瓣，或呈蛋花样。

治则：清热消导，和中分利。

取穴：

(1) 轻症：大便日 5～6 次。

八卦 10 分钟，清胃 15 分钟，天河水 15 分钟。

(2) 重症：大便日十余次，有脱水现象。

八卦 10 分钟，清胃 15 分钟，天河水 15 分钟，利小便 10 分钟，腹痛重者加揉外劳宫 10～15 分钟。

(3) 日久邪实兼体虚者，大便消化不良、屎黄、脉滑无力者。

八卦 10 分钟，二马 10 分钟，清胃 10 分钟，六腑 10 分钟。

2. 热泄

临床表现：泄时暴注下迫，大便色黄赤，泄多黄水，有热臭，口渴烦躁，腹痛身热，溲少而黄，肛门灼热。

治则：清热分利。

取穴：

(1) 六腑 15 分钟，清大肠 15 分钟，清脾胃 10

分钟，下推七节骨。

（2）八卦 10 分钟，清胃 10 分钟，六腑 15 分钟。

推 1～2 次症见减轻，可酌情改用：

八卦 10 分钟，清胃 15 分钟，天河水 15 分钟，平肝 5 分钟。

3. 寒泄

临床表现：腹疼肠鸣，泄泻清澈，或白水泻，或色绿，小便清白，面色淡白，口气温和。

治则：疏散风寒，温中止泻。

取穴：外劳宫 20 分钟，清胃 10 分钟，天河水 10 分钟。

4. 脾虚泄

临床表现：食后作泻、消化不良、大便溏、色淡黄，重则完谷不化、腹胀不渴、面黄肌瘦、不思饮食等。

治则：健脾止泻。

取穴：

（1）轻症：外劳 10 分钟，清补脾 10 分钟，平肝 5 分钟，有热者加天河水。

（2）重症：二马 10 分钟，清补脾 10 分钟，清补大肠 15 分钟。

附：治腹泻验方

1. 炒神曲、焦山楂、炒谷麦芽各 9g、鸡内金 3g，水煎服。适用于伤食泄者。

2. 鲜白扁豆花 30g，水煎服。适用于感受湿热所致之泄者。

3. 藿香 6g，炒扁豆 9g，生车前子 9g，水煎服，加白糖适量日分三次服。适用于伤暑腹泻者。

4. 炒山药、生山药各等量，共研细末，小米汤或开水送下，1～2 岁每次服 1g，3～5 岁每次服1.5g，5 岁以上每次服 3g。适用于脾虚泄泻者。

5. 无花果枝、叶适量，烧水洗脚及小腿。

6. 高粱 30g，白矾 6g，将高粱炒熟，与白矾混合，共研细末，每次服 3g，日三次，开水送服。

第九节　痢　疾

一、病因

痢疾是由痢疾杆菌所引起的夏秋季肠道传染病，主要由于恣食生冷，或食被污染的食物，内伤脾胃，外感暑湿疫疠之邪，而生湿化热，下注于肠，酝酿成痢。

二、临床表现及治疗

痢疾临床表现为畏寒、发热、腹痛、腹泻、里急后重、大便含有脓血，可分为急性、慢性两种：

1. 急性痢疾分两型

（1）赤痢：症见痢下色赤，腹痛，里急后重，烦渴引饮，喜冷恶热，小便短赤，舌赤唇干。

治则：清肠泻热，化湿通滞，先清后补。

取穴：

体温高时：

1）六腑 15 分钟，清脾胃 10 分钟，清大肠 15 分钟，利小便 5 分钟，下推七节骨。

2）六腑 15 分钟，八卦 10 分钟，清大肠 15 分钟，平肝 5 分钟，下推七节骨。

体温退后：

1）清大肠，独穴推 40 分钟。

2）清补大肠 15 分钟，运水入土 10 分钟，清小肠 10 分钟。

（2）白痢：症见痢下色白，肠鸣腹痛，面唇青白，渴喜热饮，小便清白。

治则：温中化湿，利气调中。

取穴：外劳宫 10 分钟，清补大肠 15 分钟，清补脾 10 分钟。有热者加天河水，平肝，体虚者加二马。

2. 慢性痢疾　　急性期治疗不充分，以致病程迁延两个月以上者为慢性痢疾。症见：腹痛、腹泻反复发作，或大便次数较多而脓血便不明显。

治则：补中益气，清肠固涩。

取穴：

（1）清补大肠，独穴推 40 分钟效佳。

（2）外劳宫 15 分钟，清补大肠 15 分钟，二马 10 分钟，平肝 5 分钟。

附：治痢疾验方

1. 白头翁 9g，黄柏 6g，黄连 1g，秦皮 6g，水煎服，适用于疫毒痢的患者。

2. 葛根 9g，黄芩 6g，黄连 3g，甘草 3g，水煎服，适用于湿热痢的患者。

3. 紫参 9g，水煎代茶，适用于治疗热痢。

4. 鲜马齿苋 60g，大蒜二瓣，共捣烂一次服下，适用于湿热痢的患者。

第十节　慢性消化不良

（慢性胃肠炎）

一、病因

哺乳不按一定的时间，或乳量多少不等，使小儿有时过饱（胃扩大）有时饥饿（胃缩小），亦有因断乳后常吃不易消化的食物，或小儿哭闹就给以食物，致使胃失去了正常的消化能力，肠的吸收也失去了正常规律，另有婴儿在出牙时引起消化不良。

二、临床表现

食欲不佳，食量渐减，食后嗳气，呃逆，呕酸。由于缺乏营养，身体逐渐羸瘦和贫血，所以容易疲劳，常有昏昏欲睡的不活泼状态。大便多稀薄，呈绿色，有恶臭味，有时也可能发生便秘。脉多沉弱，间有细数的，体温一般正常，亦有略高的，面色苍白，无血色，两目暗淡无神，舌多有淡黄色的厚苔，皮肤干燥，肌肉消瘦。

三、治则

疏肝和胃，健脾。

四、取穴

清肝 10 分钟，清补脾 10 分钟，分阴阳 10 分钟，外劳宫 15 分钟。日久的加二马 10 分钟；有热的去二马，加天河水 10 分钟。

推拿以后，对小儿的食量、哺乳时间，添加有营养、易于消化的食物等，都要很好地注意，同时这些也可以加速疗效。

第十一节　黄　　疸

一、病因

本病在小儿不常见，引起的原因也比成人较单纯一些。多数是由胃肠炎消化不良而引起的，亦有因胆管炎和肝炎而引起的。

二、临床表现

在发生黄疸以前小儿多见食欲不振，口渴多饮，恶心腹胀或有呕吐、便秘等；发病时，白眼睛先发现黄色，继之皮肤也都发黄，并有瘙痒，小便呈黄褐色，粪便呈灰白色，若是治疗得当，三四星期可以痊愈，若继续发展下去，则发现贫血、羸瘦、衰弱等现象，治疗也困难了。最初脉略数，体温也可略高，逐渐脉成迟缓，体温也下降。也有虚热者，如皮肤用手触之有热感，眼睛、唇以及全身的皮肤，有明显的黄色，是可靠的诊断。

三、治则

清肝胆湿热。

四、取穴

清肝（为主）15～20分钟，清胃10分钟，清补脾10分钟，清小肠10分钟。有热的加天河水15分钟；无热的去天河水，加揉二马20分钟。

另外饮食上要多吃一些富于营养和易于消化的食物。

第十二节 腹 水

一、病因

如营养不良、心脏衰弱、肾炎、肝炎等，都能引起腹水，婴儿时期极少见。

二、临床表现

腹部渐渐膨大，皮肤紧张，肚脐部突出，重者下肢皮肤用指压之则有明显的凹陷，不能及时恢复原状，若水肿波及胸部，则呼吸困难，不能安静卧睡；小便频而量少，食欲不振。最初起的脉多浮数（易治），日久的脉多沉弱而迟（难治），体温变化不大，一般多正常，面色多苍白，有的下眼皮带肿。望诊是很重要的。

三、治则

清肝健脾消水。

四、取穴

初起者清肝 10 分钟，清胃 10 分钟，退六腑 15 分钟，清小肠 15 分钟。日久者去六腑加揉二马 10 分钟，运水入土 10 分钟，最后都要掐五指节。亦可加揉大四横纹，推拿以后，对小儿的食物要注意，应吃有营养的食物和限制水盐的摄入。

第十三节 普通口内炎症

（单纯性口内炎）

一、病因

多数是因上火有热引起的，也有因消化不良，或食物太热烫伤了黏膜，而致口内发炎。

二、临床表现

患者多有牙龈红肿，面颊内黏膜红肿，或舌上有少量溃疡白点（俗称口苔），唾液增多，嚼食时疼痛，所以食欲减低，吃乳时哭闹，睡眠也失常不安。发热者脉多数，其他原因者脉多无显著的改变，体温也无变化。

三、治则

清胃火。

四、取穴

发热者清胃，清脾，天河水，六腑；不热者去六腑。为了加速疗效，在喂食物时，可以凉一点，以免刺激。若有溃疡可用"柿霜"适量撒在溃疡上，效果很好。

第十四节　夜　惊　症

一、病因

本病多由于幼儿大脑受刺激和精神紧张而引起，造成夜间噩梦，形成夜惊症。城市里的幼儿多由于看神怪的图书和惊险的电影，以及大人讲些妖怪的故事而引起心神不安；农村多由于幼儿不听话时，母亲们多用恐吓及打骂的办法，导致幼儿精神紧张。

二、临床表现

幼儿在夜间睡眠中忽然惊醒，发生恐怖状态，所以叫做夜惊症，它与急慢惊风有根本的不同。白天没有惊怕现象，夜间多忽然惊起，狂呼乱叫或大哭而醒，精神紧张恐怖，或求救助，或拥抱母亲，渐渐清醒一些，遂即安静睡去，若不急速治疗，常能引起抽风和幼儿渐渐消瘦。脉象与体温多正常，主要靠主诉和详细的问诊，掌握致病的原因，施以正确的治疗。

三、治则

针对病因，对症治疗。

四、取穴

新发现者清肝 10 分钟，清补脾 10 分钟，天河水 15 分钟，运八卦 15 分钟；日久消瘦者上法加揉二马 15 分钟。

第十五节　夜啼症（哭夜）

一、病因

原因不清，有的认为是婴儿夜间神经兴奋而致，有的认为是生活中受惊吓而引起，有认为是与接生时剪脐带不洁有关，有的认为是与患儿母亲在怀孕期性情暴躁和食刺激食物过多有关。

二、临床表现

啼哭是在夜间，无论怎样安抚，孩子也啼哭不止，若哺乳，则可因吮乳而暂停，吮饱后复哭，至白天则安静一些，或睡眠、夜间则又哭，这种症状多数持续五十天左右（俗叫哭七），就是说要哭到七七四十九天的意思。若因哭而引起抽风，则预后不良；多数哭到日期而自愈。脉与体温都正常，面部也无明显的体征，亦有面部微青的，亦有因哭而引起消化不良、面色苍白、肌肉消瘦等症状者。

三、治则

镇惊安神。

四、取穴

面部现青色者，清肝 10 分钟（为主），天河水 15 分钟，外劳宫 15 分钟。消化不良者此法加清补脾 10 分钟。

第十六节　脐风与发热

（破伤风，俗称七日风、四六风）

一、病因

该病由破伤风杆菌从创口感染以后，产生毒素侵犯神经而引起的。在旧社会我国农村群众沿用旧式接生，有的当孕妇临产时，放在土地上分娩，剪脐带的器具，多是不洁带菌的剪刀，根本谈不到消毒，所以农村婴儿死于脐风的数目相当惊人。新中国成立后，为了保证妇幼的健康，改用新式接生，本病的发生已大为减少，但由于农村多用粪便作肥料，加上卫生条件较差，所以本病仍有发现。

二、临床表现

感染轻者，被传染以后第三四星期才发病，发病多呈徐缓性，婴儿先见下颌强直、吮乳、咽乳困难，渐至牙关紧闭，额皱眉举，双目微闭，口角外引，颈部强直，面肌痉挛成苦笑状，身部的肌肉僵直，头部后弯，胸部前伸，下肢强直，角弓反张，肘弯手握成拳，呼吸间断，面色青紫，若汗出不止则预后不良，在发病之初急速治疗，可以痊愈。

重者，自传染至发病约在七天以内，发病多突然而起，全身立现痉挛；如不急治，多于两三日内死亡，严重的虽治亦无效。脉数而紧（初生婴儿脉不可凭），体温最初在 38～39℃ 之间，重者约在 39～40℃ 之间，或更高。若系幼儿，诊断时应首先看看身上是否有创伤，如牙关紧闭、苦笑面容和面色青紫是本病的特征。若新生婴儿在一星期前后，仍然吮乳困难时，则当考虑是否为脐风。

三、治则

清热息风。

四、取穴

清肝 10 分钟，天河水 15 分钟，拿列缺、掐五指，亦可加揉掐二扇门。

第十七节　肾　炎

一、病因

有因患传染性疾病继发者（如患猩红热或肺炎等），有因发惊以后发生者，亦有原因不明的（较多）。

二、临床表现

初起面部、眼皮微肿，以后渐渐下肢也肿，严重的可能全身水肿（不易治）。伴有食欲不振，同时可能产生头痛、恶心、昏睡、目眩等现象，尿量一般减少，尿常带红褐色，或是混浊不清。初起脉多正常，亦有脉弱者，体温无大变化，间有升高者，面部带有苍白色的水肿。早晨眼皮肿的较重对诊断有重要意义。

三、治则

宣肺益脾肾消肿。

四、取穴

初起时，清肝 10 分钟，清胃 10 分钟，清脾 10 分钟，清小肠 15 分钟，带有热象者加退六腑，推过两三次以后，体温正常和日久者改为清肝、清胃、揉二马、补肾，最后掐五指节收功。

在推拿期间对幼儿的饮食要适当注意。根据李先生治疗经验，幼儿肾炎，忌食并没有好的效果。因此，李先生推拿时，并不太严格限制食盐、饮水和蛋白食物的摄入，主要目的是使患者增加食欲，在辅助治疗上效果很好，幼儿是发育较快的时期，所需要的营养也与成人不同，若是限制了他们的饮食，势必造成了营养缺乏，对肾炎是没有治疗作用的，抵抗力要大大减弱，病情必然加重。

第十八节　遗　　尿
（附小便频数与不利治疗法）

一、病因

有的与先天肾气不固有关，其他如膀胱病、肾脏病亦能致使小儿遗尿，晚餐饮水多也是夜间尿床的原因之一。

二、临床表现

多于夜间不知不觉地排尿，有的一两次，或更多，亦有做梦后遗尿者，有的即使是母亲夜间很注意或晚餐不令其饮水，也不能减少尿床，好像成了习惯。脉象多无明显变化，体温多正常，诊断主要依据主诉和详细的问诊。长久遗尿的患者多现面色苍白，或灰白色，神经也比较过敏。

三、治则

肝热：平肝清热固摄；

虚证：益气温肾固摄；

疲劳生热：清热固摄。

四、取穴

身体较壮者，可以平肝，清补脾，清天河水，清小肠；身体衰弱的，可以清肝，补肾，揉二马，运水入土；若有热象，可以加天河水。病程短者治法可与身体较壮者相同，病程长者治法可与身体弱者相同。

小便频数患者取穴：清肝，补肾，揉二马，运水入土。

小便不利者取穴：清肝，清小肠，推六腑。

附：治遗尿验方

1. 桑螵蛸、益智仁各15g，水煎服，适用于肾气不固遗尿者。

2. 鸡肠一具，焙干研细末，每日两次，每次3～6g，开水送下。

第十九节　癫痫(羊痫风)

一、病因

有因先天脑部神经发育不全者，有因后天脑部受伤者，亦有由患者的父母遗传而来的。发作的情况，大约可分两种，即轻型（小发作）和重型（大发作）。

二、临床表现

重型患者发作时面色骤变，不省人事，眼球上翻，全身肌肉先搐搦，遂即跌倒，倒后则全身（四肢较重）抽搐一阵，口中如作猪羊叫声，甚至咬舌，口吐泡沫，大小便失禁，渐渐安静或沉睡片刻，即可以清醒过来恢复正常；轻型多为短暂失去知觉或仅有两目直视，肌肉抽搐较轻，但每日发作的次数可能较多，也有多日发作一次的。凡是癫痫病的小儿多智力不全，或者痴愚或性情暴躁。若在幼儿期间不能治愈，对脑的发育影响很大。本病不多见，幼儿较婴儿多，治疗上也比较困难。

三、治则

定痫镇惊。

四、取穴

重型：清肝 15 分钟，清补脾 15 分钟，退六腑 15 分钟，捣小天心 10 分钟。

轻型：清肝 15 分钟，清补脾 10 分钟，揉二马 10 分钟，捣小天心 10 分钟，最后都要掐一遍五指节收功。

附：验方

钩藤 18g，薄荷 18g，全虫六个，蝉蜕 6g，朱砂 1.8g 分，蚕六个，大赤金黄色 18g。以上药品共为细末，糊丸如小黄豆大（30g 净药粉约做 500 丸）。

第二十节 目赤痛（急性结膜炎）

一、病因

眼结膜为细菌感染所致。

二、临床表现

眼眵增多，畏光流泪，眼睑红肿胀痛，球结膜充血，自觉眼热痛，怕光，发痒，眼内有异物感，小便涩，大便秘。

三、治则

清热消肿止痛。

四、取穴

1. 二马 10 分钟，六腑 10 分钟，小天心 10 分钟。

2. 平肝清肺 10 分钟，天河水 15 分钟，小天心 10 分钟。

附：治目赤痛验方

1. 鲜蒲公英 6g，烧水，内服和洗眼。

2. 菊花、双花各 9g，开水浸泡，洗眼和内服。

第二十一节 痄腮（腮腺炎）

一、病因

流行性腮腺炎俗称"痄腮"，是由病毒引起的一种传染病，多流行于冬、春两季，任何年龄均可发病，以学龄期儿童患病率最多，多由直接接触和飞沫传染途径传播。

二、临床表现

发病时，先恶寒发热，食欲不振，恶心呕吐，头痛，嗓子痛，继之一侧或两侧腮腺肿胀，以耳垂为中心漫肿，但酸不痛，舌苔黄腻，有时可并发睾丸炎、脑膜炎。

三、治则

疏风散结，清热解毒，软坚消肿。

四、取穴

六腑 20 分钟，清胃 10 分钟，天河水 10 分钟。每日一次，3～4 次可消。

男孩可并发睾丸炎，表现为睾丸红肿疼痛下坠。取穴：①二马 15 分钟，补脾 10 分钟，清小肠 10 分钟。②二马 15 分钟，平肝 10 分钟，清胃 10 分钟，天河水 10 分钟。

附：治痄腮验方

1. 赤小豆粉适量，加入蛋清或陈醋，调敷患处。

2. 内服六神丸。

3. 蛇蜕一段，鸡蛋两个，将蛇蜕切碎，用香油少许合而炒之，食用。

4. 大青叶 9g，双花 15g，薄荷 6g，黄芩 6g，甘草 6g，水煎服。

5. 板蓝根 9g，蒲公英 9g，水煎服。

第二十二节 惊 风

一、急惊风

(一) 病因

1. 外感时邪　小儿体属纯阳，感受六淫，最易化热，热熬津液，凝结为痰，痰闭心包，蒙闭清窍。

2. 乳食积滞 小儿乳食不节，郁结肠胃，停留成痰，因痰生热，因热生风，风热相煽，血气并走于上，则神昏谵妄、抽搐等症发作。

3. 大惊猝恐 小儿神气怯弱，猝见异物，乍闻异声，最易形成惊风。因惊则伤心，恐则伤肾，心藏神，肾藏志，神志不宁，精神紊乱，肝风煽动，即出现惊厥，故急惊风是属阳、属热的实证。

（二）临床表现及治疗

前驱期症状：呕吐发热，烦躁不安，睡眠惊惕，或摇头弄舌，咬牙啮齿，时发惊啼。

主症：暴发壮热，神志不清，两目窜视，牙关紧闭，颈项强直，痰壅气促，大便秘结，小便涩难，手足抽搐等。

治则：开窍镇惊，清热息风。

急救取穴：

1. 为缓解痉挛，拿列缺，掐人中，掐揉仆参、大敦，掐百会。

2. 配合针刺百会、风府、耳门、听宫、听会、端正。在惊风紧急情况下，可采用口内两颊络脉刺出血，可以很快制止角弓反张、四肢抽搐的危候。

痰涎壅盛加刺咽头两侧出血，并针刺天突、璇玑、华盖、紫宫、玉堂、膻中。或随症加减使用哑门、涌泉、丰隆、合谷、太冲、印堂、十宣、大椎等穴。

抽风缓解后，取穴：

退六腑 20 分钟，平肝肺 10 分钟，天河水 10 分钟，小天心 5 分钟。

胸闷加八卦，头痛或角弓反张加阳池，拿精灵（部位：手背外劳宫旁，无名指、小指掌骨之间，靠近无名指掌骨侧，属点型穴位。作用：舒筋和血，开窍镇惊）、威灵（部位：手背外劳宫旁，食、中指掌骨之间，靠近食指掌骨侧，属点型穴位。作用：舒筋和血，开窍镇惊）、掐五指节（每节掐 5 次）。

附：治惊风验方

1. 外用吴茱萸末 15g，蛋清或陈醋调糊，敷足心。

2. 内服薄荷汤　灯心草 1.5g，薄荷 6g，蝉蜕 6g，钩藤 9g，水煎服。

3. 外用方　桃仁七个，栀子七个，杏仁七个（带皮尖），砸碎，蛋清一个，白面一盅，烧酒适量，调敷足心。

二、慢惊风

（一）病因　慢惊风多属虚证。

1. 脾肾阳虚　小儿禀赋虚弱，吐泻久利，损伤脾胃，肝木乘虚而发。

2. 急惊误治　急惊风误用攻伐或多服寒凉，损伤脾胃，未能根治，转成慢惊。

3. 先天不足　体质虚弱，一病即成慢惊。

（二）临床表现及治疗

临床表现：面色淡黄，或青白，形羸神疲，手足抽搐，缓而无力，时作时止，昏睡露睛，肢冷便溏等。

治则：扶元固本，培补中气为主，兼以平肝

息风。

取穴：

1. 阳池 10 分钟，二马 15 分钟，补脾 10 分钟，小天心 5 分钟，平肝 5 分钟。

痰盛加八卦、小横纹。

腹痛加外劳。

2. 腹痛腹泻，完谷不化改用下穴：

外劳宫 15 分钟，补脾 10 分钟，清补大肠 10 分钟，平肝或小天心 5 分钟。

推拿结束后均掐五指节，拿精灵、威灵。

抽风缓解后禁睡。

可内服百效丸，每岁 1 粒，香菜水送下。

附：百效丸处方

钩藤 18g，薄荷 18g，全虫六个，蝉蜕 6g，朱砂 1.8g，僵蚕六个，大赤金六张。以上诸药共为细末，糊丸如黄豆大，30g 净药粉约做丸子 500 个。

三、惊风后遗症

惊风为病，影响多方面，治疗不彻，会发生众多后遗症。如有发现，必须及时治疗，失治可能转成顽固证候。

1. 余热不清　症见：时时面赤，有低热，舌暗赤，苔薄微黄，脉小数。

治则：清透余热。

取穴：平肝 15 分钟，清肺、天河水各 15 分钟。

2. 痰多　症见：痰涎壅盛、喉闷口黏。

治则：理气祛痰。

取穴：运八卦 15 分钟，大四横纹 10 分钟，捣小天心 10 分钟。

3. 余风未尽　症见：头时觉眩晕，患儿时时搓揉头目。

治则：平肝息风。

取穴：平肝 15 分钟，阳池 10 分钟。

4. 下肢失灵　因惊风脾肾气血津液损耗，阳气不达而致，与小儿麻痹症不同，无双峰热及一切瘫痪前期症状，只以下肢厥冷、痿弱失灵为主症，从脾肾二经取穴。

治则：补益脾肾，温通阳气。

取穴：二马 15 分钟，清补脾（多推取效）20 分钟。如仍不温，可酌加外劳宫、三关。

5. 目睛不正　症见：上下左右斜视或内斗眼。

治则：纠正偏斜。

取穴：向相反方向捣小天心。左斜右捣，右斜左捣，上斜下捣，下斜上捣，斗睛由中心向两侧分捣，中病而止。

6. 瘖哑　惊风风热瘀血留肺，症见：语音嘶哑，甚或失音。肺以发声为主，以治肺为本。

治则：散热理肺。

取穴：天河水 15 分钟，清肺 10 分钟，最后加清补脾以助肺金 15 分钟。

7. 耳聋　惊风余邪稽留肝肾，肾开窍于耳，肝风夹热扰之，故患耳聋，小儿唤之无反应，可验。

治则：清肝息风益肾。

取穴：平肝 15 分钟，补肾 15 分钟。

8. 四肢拘挛　抽风之后，四肢痉挛拘屈。内热不清，肝脾肾皆虚，气血不和，风热上扰清窍。

治则：清散风热，调和气血，醒镇清窍，补益肝肾。

取穴：

风热尚盛，用平肝 15 分钟，清肺、天河水各 10 分钟。

醒镇清窍，用阳池 15 分钟，下捣小天心 10 分钟。

舒筋，益脾肾，用平肝 10 分钟，清补脾 10 分钟。

补肾，调和气血，用四横纹 10 分钟，五指节 15 分钟。

最后用二人上马补益肾中水火收功 10 分钟。

病因复杂，须以次治疗。

9. 余邪成痫　急惊风祛痰不净，痰热入腑，能成阳痫；慢惊之后，因治痰不彻，痰入心包，能成阴痫。临床表现及取穴见第十九节癫痫。

四、惊风变证

惊风的病因与症状变化多样，易出现变证。李先生治过一些特殊病例，治疗得救。

1. 惊风前仆　抽风一般症状是角弓反张，个别患者表现为不向后仰，反时时做瞌睡打盹状，随即前仆，委顿于地，少时即苏醒而起，仆时类似痫病而无吐白沫及呼叫，重者或至瘖哑不能言，民间呼曰"磕头风"。李先生治疗效果良好。

治则：助元气，清头目，纠正下沉之势。

取穴：上捣小天心，李先生当时以一百遍为

一次。

二人上马，阳池，各一百遍。

掐左右合谷，各一百遍。

以上为一次治疗程序。但下捣小天心不能过用，如过用，症状反成后仰。

2. 洗浴受惊　小儿洗浴，最好先在盆外缓缓洗身，习惯后再放入水中，如出其不意入水，必然噤咋吸气，全身抽动，这样会引起一类惊风，发作时见症与骤放水中时表现一样。

治则：镇惊息风。

取穴：平肝15分钟，阳池15分钟，掐五指节。

3. 胎风　李先生又有经治得效的一种儿科病，叫做"胎风"。孕妇多惊，小儿可能患"胎风"。其症状为昼夜啼哭不止，哭时闭口，哺乳时必须拨开，不久就会死亡。李先生的治法是从出生算起第二十八，三十五，四十二，四十九天各推拿一次，每次推的时间逐渐加多，就可以治愈。有一位母亲，生子几胎皆得同样的病证，最后经李先生把孩子治好，因熟知病因，在怀孕期间开导母亲不再忧惧，使其树立信心，并告以在怀孕反应期过后，每晨吃生黄豆七八粒，据说不仅防治胎风，兼可治胎儿一切疾病，黄豆直吃到临产，一日不得间断。这样就天天建树母亲的信心，未必真是黄豆的疗效。果然以后生儿无病，胎风永绝。

治则：清热息风，通窍安镇。

取穴：平肝15分钟，阳池15分钟，清肺10分钟，天河水15分钟，掐五指节。

治则：平肝镇惊，清热降逆，化痰止咳。

取穴：平肝 10 分钟，清胃 10 分钟，运八卦 15 分钟，板门 15 分钟，天河水 10 分钟，外劳宫 10 分钟。

第二十三节　疳　　积
（小儿营养不良）

一、病因

本病主要是由于母乳不足或喂养不当所致。或早产儿，长期生病、如腹泻，慢性痢疾，结核病等也常是致病原因。

二、临床表现及治疗

面色青黄、肌肉消瘦、皮毛憔悴、肚大坚硬、青筋暴露、懒进饮食、大便臭秽（长期消化不良）、小便混浊。

治则：消导攻积、补脾健胃。

取穴：

1. 二马 15 分钟，补脾 15 分钟，平肝 5 分钟。

腹胀重，加四横纹，有痰者，加八卦。

2. 腹痛明显者改用：

外劳宫 15 分钟，补脾 15 分钟，平肝 5 分钟。

以上两法均加刺四缝穴，隔日针一次，对疳积有特效。

附：四缝穴

是经外奇穴，手三阴经脉所过之处，位于食、中、无名、小指四指的中节纹。针四缝穴可以清热除烦，通调百脉，治疗疳积，特别适用于烦躁明显者。

附：治疳积验方

1. 鸡内金 9g，山楂 60g，共研细末，每次服 5 分，每日两次。

2. 肥儿丸，按说明服。

第二十四节 口 疮

一、病因

口疮是指口腔黏膜发生的炎症性的病变，多见于上感或发热之后。多因内热蕴于心脾二经，循经发于口舌所致。

二、临床表现及治疗

舌尖红赤，舌有白色溃疡，流口水，往往因疼痛而吮乳困难，重者发热，烦躁不安。

取穴：

1. 清胃 15 分钟，天河水 15 分钟，四横纹 10 分钟。

2. 清脾胃 15 分钟，天河水 10 分钟。

发热，加用六腑；流口水重，加小横纹；烦躁惊悸，加小天心。

外用柿霜、西瓜霜，或冰硼散涂口腔。

附：治口疮验方

1. 吴茱萸末 15g，分两次用醋调成糊状，糊患儿足心，用布固定，晚上敷，次晨取下。起引火归原的作用。

2. 生地 15g，木通 6g，竹叶 6g，灯心 1.5g，甘草梢 3g，水煎服。适用于心火亢盛的口疮患儿。

3. 石榴皮，烧存性，研为细末，搽口内，每日两次。

第二十五节　便　　秘

一、病因

多因喝水太少，肠中积热，或没有养成按时排便的习惯，致大肠功能不正常而引起。

二、临床表现及治疗

大便秘结，排便费力，几日一行，重者肛裂出血或脱肛。

取穴：

1. 清补脾 10 分钟，清大肠 15 分钟，运水入土 10 分钟，平肝 5 分钟。

2. 略带热象者：

运水入土 10 分钟，清大肠 15 分钟，平肝肺 10 分钟，天河水 5 分钟。

腹胀加四横纹。

3. 独揉神阙 10～15 分钟很效。

附：治便秘验方

1. 麻仁丸　按说明服。

2. 肥儿丸　按说明服。

3. 润肠饮　蜂蜜 9g，盐 1.5g，两岁者一次服下。

第二十六节　脱　　肛

一、病因

多由小儿体弱，脾肺气虚，或泻痢日久所致。

二、临床表现及治疗

1. 肛门脱出不收，红肿刺痛，作痒者属实热。

治则：清化湿热，固摄。

取穴：清大肠 10 分钟，八卦 10 分钟，外劳宫 10 分钟，六腑（天河水）10 分钟。

2. 精神委靡，体弱无力，食欲不振，不甚肿痛者，大便时肛门脱出，属气虚。

治则：益气升陷。

取穴：

（1）二马 15 分钟，补脾 15 分钟，平肝 5 分钟。

（2）外劳宫 10 分钟，清补大肠 15 分钟，补脾 10 分钟。

（3）二马 10 分钟，清补脾 10 分钟，清补大肠 15 分钟。

上推七节骨或灸百会。

附：治脱肛验方

刺猬皮粉 60g，和面 250g 加蛋，糖适量调味，烙小饼 20 个，随意服之。

第四章

其他疾病的推拿疗法

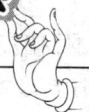

第一节 小 儿 胁 疽

一、病因病机

属于外科病，发于胁部而皮色不变，谓之"胁疽"，痛有定处，属寒。李先生遇到一个四岁小儿，左胁部忽然拒按，渐至轻触亦大声哭叫，而一直不红不肿，不知何病，四十余日无人能治（按：皮不变，痛处不移，属阴属寒，剧痛，尚属阴中之阳证，轻触即痛，病位较浅）。李先生采用外劳宫兼平肝清肺，意在助元气兼引病外出（按：如此确定治则及取穴，深合机宜。阴寒则回阳以扶正气，就其部位乃肝经所经之处，正宜采用平肝，肺穴能透表外出，引之向外，正是治此病的正确措施）。数日后痛处渐见红肿高起，又渐而聚结成形（已由阴转阳，由内出表，变为阳证），顶软溃破，流出黄水（脓不稠，气尚虚），兼用外科治疗，仍续用外劳宫（助阳托里，取穴正确），毒尽愈合。后又遇一例：患儿剑突下痛不可忍，亦皮色不变，与前儿相似，人亦不知何病。因有前次经验，仍主用外劳宫，兼其他清热穴位，也变为阳证。对已溃未溃之疽，用外劳宫都有良效，即使其毒深伏，也可以一面护心，一面托透而出，使邪不内陷。究其疗效，由于此穴能大补元气，加强机体抗力。功同参芪而无用之过早之弊，拟之方剂又类似"阳和汤"，但阳证也同样可用，也不致发生偏胜。引申其义，则一切内外科虚证，不论寒热，外劳宫都可采用。

二、治则

助阳托里，引毒透发。

三、取穴

外劳宫，引毒透发加平肝清肺。阴证转阳，有热者，加天河水。

第二节　膀胱郁火，砂淋石淋

一、病因病机

湿热蕴积下焦，注于膀胱，小便涩刺痛，痛引少腹或下砂石，既有成人，也有小儿，见小便涩痛，病因相同。治疗之法，须用平肝法，以助疏泄；肾虚运化不利，须补益肾阴肾阳，清小肠膀胱，利小便，排除湿热，治疗成人小儿，都是如此。

二、治则

益肾清热，祛湿利尿。

三、取穴

二人上马，平肝，清小肠。

第三节　肾阳不足

一、病因病机

肾为先天根本，小儿先天不足，主要系先天性肾虚，可见"五软"、"五迟"等表现，身体发育迟缓，精神不振，筋骨萎缩，当补肾中水火，二人上马，可用为独穴，此穴对成人有治疗阳痿的作用，虽老人也同样有效。老人常揉此穴，腰痛腿酸，眼花头晕，都可改善，精神倍增。

二、治则

补益肾中水火。

三、取穴

二人上马为独穴，多揉久揉。

第四节　胆火（胆囊炎）

一、病因病机

子病则补其母，并清脾胃之热，再清肝胆郁火，小儿遇此病也可依此取穴。有一成人患胆囊炎，住院治疗六个月，无效出院。李先生教给他四个穴位，令其自推，不久痊愈。见下面四穴。

二、治则

益肾，清脾胃，利肝胆。

三、取穴

二人上马，清胃，清补脾，平肝。

第五节　脑　　病

一、病因病机

中医理论，肾主骨，骨生髓，髓通于脑，脑为髓之府，因而中医治脑病时以治肾为主，通过治肾以治脑，推拿也本着这个理论取穴。推拿治脑炎，除用其他清热穴位外，采用补肾法。李先生说肾穴通脑最快，治脑炎有良效，但须多推。或兼见目不见物，项软头摇，则加安脑息风法。

二、治则

清热安脑息风。

三、取穴

二人上马，补肾，阳池。

第六节　热病成哑

一、病因病机

患热病小儿，忽见哑不能言，须益肾以安脑，并抑制上焦之热，并须清肺，如此配合，哑即可愈。

二、治则

益肾安脑，息风清热，清肺镇降。

三、取穴

二人上马，阳池，平肝，下捣小天心，清肺。

第七节　寒热错综

一、病因病机

小儿时寒时热，脉乍大乍小，面色变幻不定，此

为寒热错综之证。李先生以通和气血、解寒热纠结
为治。

二、治则

和气血，解纠结，散寒热。

三、取穴

大四横纹，为独穴。

第八节　肝　　病

一、病因病机

推拿平肝通治一切肝病。李先生说：患肝炎的小
儿，目睛多混浊不清朗（肝开窍于目），治法以平肝
为主，更随其出现的症状，分析机理以求其因，看何
脏何腑受侵，随症加穴，而仍以平肝为主，多取良
效。成人妇女，情志郁结，病变丛生，急躁易怒，也
可以此穴为治（笔者按：更年期综合征，中医认为系
衰老肾虚，不能养肝为主因，用平肝加二人上马
亦效）。

二、治则

疏肝，清热，化郁，配合其他穴位随症治疗。

三、取穴

平肝为主。

第九节　喉　　症

一、病因病机

咽喉病症可以选用合谷穴配合他穴治疗，特别是
喉痛可用之。其法以食指卡住与合谷穴相对的掌内部

分，用拇指按住合谷穴位，与食指合力卡拿，取效良好。

二、治则

取手阳明大肠经穴位，用拿法。

三、取穴

卡合谷穴。

第十节 虚 火 牙 痛

一、病因病机

肾主骨，齿为骨之余，肾虚龙雷之火上扰，每致牙痛，即属虚火牙痛。肾阴足则火不上泛，肾阳足则火归其原，故补益肾中真阴真阳是治虚火牙痛的要法，但如用之痛反加剧，则属实火，须用清热法。

二、治则

益阴潜阳，引火归原。

三、取穴

二人上马，补肾。

第十一节 自 汗 盗 汗

一、病因病机

自汗盗汗，虚证为多，气不能摄，表不能固，汗出无时，谓之自汗；入睡即汗，醒后即止为盗汗，多因阴虚内热，迫汗外泄。前者为阳虚，后者为阴虚。李先生主张，无论阳虚阴虚，总属元气不足为主，大补元气，自然汗止表固，试之有效。

二、治则

大补元气，止汗固表。

三、取穴

三关，有虚热加天河水。

第十二节 牙 龈 出 血

一、病因病机

牙龈出血，多属脾胃虚热，亦有实热者，龈微肿微痛者属虚，由肾阴虚虚火上浮，合脾胃虚热而致；实火的牙龈红肿而痛，口腔有臭气，大便秘结，由胃火上升，血随火动而致，虚实须辨，治法各异。

二、治则

虚火牙龈出血，退肝肾脾胃虚热。实火牙龈出血，清肝脾胃实热。

三、取穴

虚则清补脾，平肝，清胃，二人上马；实则清脾，清胃，平肝。

第十三节 劳 伤

一、病因病机

中医有"五劳七伤"之名，这就是"劳伤"病名的由来，李先生这里所举的穴位，主要是对于治疗时时发热，用一般清热穴位治疗无效而设，多属于气虚、阴虚发热，症见耳鸣、目眩、腰以下痛、腿酸足软、目赤而不痛，属于肾亏，脉象细数无根，两尺稍重按即无。

二、治则

补肾补命门，引火归原。

三、取穴

二人上马，补肾。

第十四节 小儿虚弱

一、病因病机

小儿血亏体弱，面色苍白，少神无力，不思饮食，而无发热症状。李先生采用补肾助元气、治肝脾的治则治疗，如见面色渐转红润，就是得效的征象，继续如此治疗可以逐步痊愈获得健康，如仅不思饮食，而无其他的虚弱症状，单纯治脾就够了。

二、治则

补肾助元气，治肝脾，仅见不思饮食，健脾。

三、取穴

二马，外劳宫，平肝，补脾。仅不思饮食清补脾即可。

第十五节 脑 积 水

一、病因病机

先天不足的小儿，可患脑积水，症见头重于身，摇曳不定，肢体似不能支撑，或见视物模糊不清，脉滑细无力。

二、治则

益肾健脑，息风镇降。

三、取穴

二人上马，阳池，下捣小天心。

第十六节　贫　　血

一、病因病机

早产婴儿，或其母亲在妊娠期内患贫血，则婴儿发生贫血比较早，比较严重；由于生活不够好，或营养缺乏的婴儿则发生贫血比较晚；又有因慢性传染病产生的贫血；其他如腹泻日久、慢性痢疾，都能引起贫血。

临床表现：早期贫血者，面无血色，食欲不振，软弱无力，肌肉松弛，发育迟缓，营养不良，面色多呈微黄或从苍白，并常有倦怠（不愿活动），眩晕（站立不稳）等现象。脾脏有时可以增大，其他因传染病而致的贫血，则因病源不同，所产生的形状也各异，但面黄肌瘦，两目暗淡，无神是必然现象。早期和营养不良的贫血，脉多迟缓，体温多正常或略低，但亦有虚热的（较严重）。

二、治则

补脾肾生血。

三、取穴

早期贫血的，补肾，清补心，揉二马，清肝。营养不良的，补脾，清补心，揉二马，清胃。有虚热的，加天河水。日久出冷汗的，去天河水加推三关。

因传染病引起的，应治原发病。

第十七节 坏 血 病

（维生素 C 缺乏症）

一、病因病机

有因母体怀孕期间缺乏营养者，有因生后母乳中缺乏一种营养素者，又有因不能吃母乳儿专喂牛乳和其他缺乏营养的食物所致。主要原因是缺乏维生素所致。

二、临床表现

已出牙的婴儿多见牙根肿，外呈暗红或紫色，有时微烂或出血，其他如鼻出血等，是常见的症状，日久则长骨两端肿大或变形（如上下肢弯曲）。脉多迟缓，兼有微数的，体温有时略有升高或下降，面色带青色或苍白，唇常显青色，身体渐渐羸瘦，皮肤干燥而不润。

三、治则

清热止血。

四、取穴

牙根肿烂与鼻出血，并有热者，清脾，清胃，清肝，补肾，若推两三次以后热象消退了，加揉二马。本病治疗较慢，非长期治疗效果不能显著。若病情很久，骨已变形则推拿亦不能有效，即使病情轻者，推拿后也应在饮食方面多加富于营养和含维生素 C 多的食物，以加速疗效。

第十八节　小儿瘫痪
（小儿麻痹症）

一、病因病机

是由脊髓灰质炎病毒侵犯脊髓所引起的，以六个月以上至两岁婴儿患者较多，夏末秋初为传染季节，由于胃寒和抵抗力较弱，或者患者接触或者吃了带病毒的食物可被感染。

二、临床表现

最初突然发热，头痛，寒战，恶心，食欲不振和无炎症症状的咽痛，渐渐皮肤知觉过敏，颈部、背部、脊椎有疼痛的感觉，故小儿哭闹，出大汗和有时昏睡。这样，在四五天内，则有上肢或下肢或一侧或两侧，发生肌肉弛缓、麻痹，轻的患者可以在一两周内恢复正常，属于极少数，但大多数患儿是一侧肢体麻痹，肌肉渐渐消瘦、萎缩，活动不能自主，小儿身体也赢瘦，而成终身不治之症。最初脉极数而紧，体温也突然上升，至 39～40℃ 之间，面部微红，用手摸患者的颈部则有痛感。但只凭这些症状诊断是小儿麻痹症并不容易，所以在流行地区和流行季节里，要根据症状料到小儿瘫痪，当发现患儿不愿别人抚抱，及脊背强直、四肢活动时发生震颤时，这已是瘫痪的先兆，诊断时较易，但治疗就困难了。

三、治则

清热解毒，通络止瘫。

四、取穴

起初 24 小时以内的，推六腑（主穴），天河水，清肝，清肺，推的时间要长，直至见效或推愈为止。若推拿后 24 小时发热仍不退，症状也不减轻，则难以推愈。

　　若是治疗已晚或已经成为瘫痪，也不发热了，推拿时应先补脾，再揉二马，揉外劳宫，推三关，清肝，极轻者可以恢复，重者虽不能治愈，但也可以减轻瘫痪。

第五章

临证病案选

第一节 消化不良腹泻案

1.盖某，男，8月龄，1958年7月3日来中医院儿科初诊，门诊号24025。

患者于1958年6月13日起，发生呕吐、腹泻，每日呕吐6～7次，腹泻7～8次，黄色稀便，治疗无效。

1958年6月16日赴市立某医院儿科门诊就诊。当时情况有轻度脱水，腋下体温37.4℃。血象：白细胞计数15.100×10^9/L；白细胞分类：中性粒细胞40%，嗜酸性粒细胞20%，淋巴细胞58%。

治疗：合蘸素糖浆、维生素B、C及葡萄糖内服。

6月21日复诊：腋下体温36.3℃，大便仍稀，每日2～3次，有不消化食物残渣，口内生疮，呕吐每日两次，近日小便减少。

查体：前囟凹陷，精神不振，舌苔厚。

诊断：消化不良。收入病房治疗。

在该院住院经过情况摘录如下：

6月21日病儿入院后，即给静脉补液；内服抗生素及维生素B、C；并以甲紫（龙胆紫）涂生疮之口腔黏膜。

6月24～25日，腋下体温37.8℃，静脉补液，注射维生素B_{12}。

6月26日，腋下体温38.4℃，拉出粪便带有黏液，腹胀大。处理：静脉补液。

6月27日，腋下体温38.4℃，实验室检查：白细胞计数$12.500×10^9$/L；白细胞分类：中性粒细胞40％，嗜酸性粒细胞3％，淋巴细胞57％。处理：青霉素10万U，肌注，每日两次。

6月28日腋下体温37.6℃。处理：小檗碱1片，口服，每日三次；静脉补液750ml；并输血浆80ml；吸氧；肛管排气。

6月29日，腋下体温38.7℃，腹泻严重。处理：补液；胃蛋白酶合剂内服；并请中医推拿。

7月1日，腋下体温37.9℃。处理：安钠咖0.3ml，皮下注射，每6小时1次；肌注苯巴比妥钠0.3ml，肛管排气。

7月2日，腋下体温40.1℃，大便质量少，腹胀满，夜里呻吟不安，家属要求打退热针。处理：病危通知，继续注射尼可刹米及安那咖；肛管排气；水合氯醛灌肠。

在中医院儿科门诊治疗经过：7月3日来中医院就诊，腹泻每日5～6次，大便系黄色水样，无特臭，无脓血或黏液，无呕吐。

　　检查：腋下体温 38.7℃，脉沉迟，面色白而发青，尤其是眼及唇面白更显著。目深陷，睑半开半闭，眼向远方直视，头倾，精神极度委靡，意识不清，四肢发黄，腹部膨胀，腹围 52cm。

　　诊断：伤食引起消化不良。

　　取穴：外劳宫，清胃，八卦，利小便穴。

　　一面推，病儿一面又泻又尿，排出气体甚多，腹胀渐消减。

　　7 月 4 日，腋下体温 37.1℃，腹围 45cm。昨日推拿之后，计大便十余次，黄色水样，精神好些，腹不胀了，夜间睡眠很好，但白天有时受惊，四肢不黄了。取穴：外劳宫，补脾，平肝，利小便穴。

　　7 月 5 日，腋下体温 36.8℃，腹围 43cm，昨天推拿之后，计大便三次，自黑夜到今早一次未拉，眼佳，精神好，也愿意吃奶了。取穴：二马，外劳宫，补脾，平肝。

　　7 月 6 日，腋下体温 37.6℃，昨天推拿之后，到今早计大便三次。便质稀，有黄色有绿色，夜间发热，精神很好，肚子不胀。取穴：二马，补脾，平肝。

　　7 月 7 日，腋下体温 38.6℃，昨天推一次，今早拉一次，粪色或黄或绿，味厚，发热，睡眠不佳。取穴：外劳宫，平肝，清补脾，利小便。

　　7 月 8 日，腋下体温 37.5℃，大便两次，黄绿相间，不稀，爱吃东西。取穴：二马，清补脾，平肝，天河水。

　　7 月 9 日，昨天推拿之后，到今天计大便两次，味厚，黄色，不发热了。吃得好了，面容变丰满些，精神很好。取穴：外劳宫，清补脾，平肝，天河水。

7月11日，一般情况很好，大便已恢复病前情况。

7月15日，复查，一般情况极有进步，比以前胖了。

2. 陈某，男，11岁，于1957年7月1日来中医院门诊，门诊号9090。

患儿半月前开始拉肚子，每日十余次，水样，发白，食欲不振，小便少。曾到某医院治疗无效，遂来我科推拿治疗。

诊断：消化不良。

取穴：外劳宫，运土入水，利小便穴，平肝，天河水。

7月8日，经1周的推拿治疗之后，大便质、色泽均恢复正常。

3. 谭某，女，10月龄，于1958年6月13日来中医院初诊，门诊号23186。

患者于两周前洗澡之后，全身现麻疹样皮疹，第四天到某医院打针后消退。继之发生轻微吐泻，伴有发热。6月8日病情转剧，上吐下泻频繁，高热，不能吃奶，双手抓面，脸色发青，有时双手紧握，在某医院住院一周，因治疗无效而出院。

诊断：消化不良。

取穴：平肝，清肺，天河水，运八卦。

6月14日，昨日推拿之后，仅排便一次，精神颇佳。

4. 王某，男，8月龄，于1957年7月9日来中医院初诊，门诊号24305。

患儿半月来腹泻，每日5～6次，重时一日十五六次。粪便呈绿色水样，偶有黏液，无脓血，略有臭味。不发热，也不呕吐，曾去某医院就诊一次未效。

诊断：消化不良。

取穴：外劳宫，补脾，天河水。

7月10日，今晨日只排便一次，绿色，有不消化之食物残渣。处理：按原法推拿。

7月11日，饮食增加，今日排便两次，粪便色泽或绿或白，已无稀便。继按原法推拿。

5. 葛某，男，7月龄，住青岛市浙江路10号。于1957年8月7日来本院儿科门诊，病历号15156。

患儿近四五天内腹泻很重，每天泻七八次，每次大便泻下如水，夜间眠差，但吃奶还好。脉缓，体温正常，面部消瘦。

取穴：清肝、清补脾、运八卦、天河水、清小肠（每穴推2000次），最后掐五指节各7次。

复诊：8月9日，大便次数如前，但不像水样了，原法推之。8月10日大便次数减少至每日两三次，正常便样，只带点绿色。至20日，大便正常，睡眠很好，食欲增加，精神活泼，痊愈。

6. 徐某，男，5月龄，住青岛市热河路2号。1957年5月17日来本院儿科门诊，病历号33559。

患儿近三四天不愿吃奶，夜间睡不好，哭闹，泻肚子，手足发凉，肚子发热。脉数，体温38.6℃，面部有腹痛表情。

取穴：清肝，清肺，清胃，天河水，外劳宫（每穴2000次）。

复诊：5月20日，体温正常，腹痛减轻，但全身发现红色皮疹。

取穴：清肝、清胃、外劳宫。至22日，体温正常，腹泻痊愈，疹子消退，又按原法推了一次，病已痊愈。

7. 管某，男，一岁半。住青岛市单县路17号。于1957年6月28日来本院儿科门诊，病历号14204。

患儿腹泻有二十多天，腹泻一天四五次，时轻时重，大便白色，并带有不消化的食块，肚子胀，食欲不好，精神发迷，愿睡觉，不活泼，近两日内稍有咳嗽。脉缓，体温正常，唇干，面部消瘦，有腹痛表情。

取穴：平肝、清肺、清补肾、揉外劳宫，每穴2500次。

复诊：29日情况好转，想吃东西，但有哭闹，原法推之。7月1日，大便每天两次，已无不消化的食块，食欲增加，精神很好，原法推之。7月2日，大便正常，很愿吃饭。其他病情也都消失，仍按原法推之。7月3日，又来推拿一次，病状痊愈，恢复健康。

8. 战某，男，三周岁，住青岛市黄岛路7号，

1956 年 12 月 26 日来本院儿科门诊，病历号 10346。

患儿经常消化不良，隔几天就呕吐几次或腹泻，大便时肚子有些疼，呕吐后食欲不振，手心经常发热。脉缓，体温正常，腹胀，有腹痛表情。

取穴：清肝，清补脾，板门，外劳宫（每穴3000 次）。

复诊：27 日，腹泻减轻，肚痛减轻，原法推之，最后掐五指节各 7 次，症状消失而告痊愈。

第二节　气管炎案

1. 宫某，男，11 月龄，于 1957 年 6 月 14 日来中医院初诊，门诊号 13913。

患儿于四天前开始咳嗽，晨起喘，出汗，平素遇寒便喘咳，去年曾在联合诊所检查，经检查诊断为支气管炎。

诊断：慢性气管炎。

取穴：清肺，清胃，平肝，运八卦，天河水（每穴 2000 次），推完掐五指节 10 次。

6 月 17 日，喘已很轻，前天稍有咳嗽，昨日腹泻，计三次。

处理：按原法推拿。

6 月 18 日眠食均佳，喘咳极轻。

处理：按原法推拿。

2. 王某，男，一周岁，住青岛市国棉五厂第四宿舍。于 1959 年 6 月 26 日来本院门诊，病历号 1425。

患儿近来食欲不佳，常咳嗽有痰，咳嗽呈阵发性，并伴有喘息，初咳时很轻，渐渐加重，每当天气转凉就咳嗽加重，曾在本厂医务室检查，有扁桃体炎。脉正常，体温略高，面部发青，有明显的咳喘症状、体征。

取穴：清肝，清肺，八卦，天河水（每穴 2000次）。

复诊：27 日症状减轻，原法推之，加清胃。28日，咳嗽很轻，不喘，只是食欲欠佳，原法推之痊愈。

3. 宋某，男，5 岁，住本市观海一路 35 号。于1956 年 12 月 4 日来本院门诊，病历号 9883。

患儿自出生后不久就有了气管炎，每年秋天就复发。每次发作时咳嗽很重，并喘息，咳嗽时有痰伴呕吐、腹痛。脉数而有力，体温略高，面白唇青，两鼻扇动。

取穴：清肝、清肺、天河水、八卦、板门，每穴各推 4000 次。最后掐五指节，共推两次，症状消失，未再发作。

复诊：患儿于 1957 年 7 月 30 日，因受凉又复发。但所有的表现均较初次门诊时轻，仍根据初诊的治法，清肝、清肺、清胃、天河水、八卦，共推两次，症状完全消退。

第三节　遗 尿 症 案

1. 王某，男，10 岁，住青岛市金口三路 13 号。于 1955 年 10 月 19 日来中医院初诊，门诊号 1930。

患者夜间睡眠中尿床，病程已很久，身体发懒，不太愿活动，倦怠，有时睡觉发惊，口发苦。

诊断：遗尿症。

取穴：清肝，补脾，补肾，揉二马（每穴各6000次），最后掐五指节，每节20次。

10月20日，自19日推拿之后，未再尿床，夜间也不再发惊，眠佳。

处理：按原法推拿。

11月14日，未再尿床，觉左半身痛，腰亦痛。

处理：原法推拿。

12月22日，偶尔还尿床，体重显著增加。

处理：按原法推拿。

2. 徐某，女，7岁，于1957年12月26日来中医院初诊，门诊号18276。

患儿近一个多月来，夜间尿床，睡着之后即尿，若事先喊醒叫她尿，她却尿不出，睡去辄又尿床。脉象：尺脉迟（肾虚）。

诊断：遗尿症。

取穴：二马补肾，运水入土补脾。

12月27日，昨日推拿之后，昨晚未尿床，喝水并不少。

处理：同前。

1958年1月11日，受惊吓之后，尿床又复发。

处理：同前。

1958年4月19日，自1月11日之后，三个月以来，一次未再尿床，昨日又复发。

处理：同前。

第四节 麻疹内陷、并发肺炎案

萧某，女，一岁半，住青岛市阳谷路。于1957年农历二月二日到李德修医生家中就诊。

患儿于8天前开始发热，伴食欲不振，有麻疹征象，乃住青岛医院住院治疗一周，因麻疹未出，病情转重。于农历二月二日患儿之父抱出医院，立即到李德修医生诊所就诊。

检查：体温39.5℃，面部及周身皮肤均呈紫黑色，两目闭合，鼻翼扇动，呼吸短促，昏迷不醒，四肢不动，脉浮数。

诊断：麻疹内陷，并发肺炎。

取穴：平肝，清胃，天河水，六腑（每穴推5000次），两小时后，全身出现红色麻疹，病情显著好转。至晚上12点，病情又恶化。次日早晨按原法再推（每穴次数增至6000次），中午又按法推拿，并用香菜汁及香油调荞麦面遍身搓之，麻疹渐出透，下午体温降至38.5℃，呼吸均匀，两目睁开，皮肤紫红减退。第三日仍按原法推之，至第四日一切症状均消失，体温正常，一周后完全恢复健康。

通过上述例子，亦清楚可见，推拿术之应用绝不是机械的。不是一病一方，而必须结合病者的具体情况，来对应推拿手法的轻重，每回所需之次数，及一日需推之回数，而且需要时也可配合药物或针灸方法，以达到理想之疗效。

第五节　感　冒　案

1. 张某，女，7 月龄，住青岛市苏州路。于 1956 年 12 月 27 日来院门诊，病例号 10384。

患儿发病十几天，发热，喷嚏，有时咳嗽，并有轻微腹泻。体温 39.9℃，面部潮红，唇干燥。

取穴：清肝，清肺，六腑（每穴推 1000 次）。

复诊：28 日体温降到 36.5℃，仍有轻咳，用前法推之，于第二日一切症状消失，完全恢复健康。

2. 王某，男，一周岁，住青岛市某公司宿舍。于 1959 年 8 月 3 日来本院门诊，病例号 15044。

患儿于 7 月 29 日发热，曾到某诊所注射治疗，未愈，仍发热，上午轻，下午重，睡眠不安，有时咳嗽，发惊，并带有轻腹泻。脉浮数，体温 40.7℃，面红，鼻干，手足皮肤发凉，腹部发热。

取穴：清肝，清肺，六腑，天河水（各推 2000 次）。

复诊：5 日上午体温 37℃，脉正常，一切症状都大为减轻，仍照前法推之。7 日又来检查，一切症状消失，表现十分活泼。

3. 林某，女，一周岁，住青岛市航海俱乐部。于 1957 年 4 月 11 日来本院门诊，病例号 12420。

患儿近两天食欲不振，发热，头痛，鼻流清涕，咳嗽，脉浮数，体温 39.2℃（值本市流感流行月间）。

取穴：清肝，清肺，六腑，天河水，阳池（各2000次）。

复诊：12日脉仍数，体温降低至38.6℃，但有哭闹，按此法推之，13日一切症状消失，恢复为活泼带笑的小宝宝。

4. 卢某，男，两岁半，住青岛市日报社宿舍。于1957年4月15日来院门诊，病例号12844。

患儿近几天食欲不振，流鼻涕，下午很懒，不愿动，咳嗽，夜间重，并有时腹痛，近来流感很多，像其他染有流感的症状。脉浮数，体温38℃，两目发青，面色苍白。

取穴：清肝，清肺，清胃，天河水，揉外劳宫（每穴各推2500次）。

复诊：17日，脉正常，体温正常，一切症状减轻，仍用原法推之，于18日，症状完全消失，恢复健康。

第六节 百日咳案

1. 栾某，女，一岁半，住青岛市延安路。于1956年6月28日来院门诊，病历号6092。

患儿咳嗽已有一个月以上，曾先后在两家医院检查，诊为百日咳，咳时带有呕吐，近日并有腹泻，晚间发热重。脉细数，体温39.5℃，面色苍白，清瘦。

取穴：清肝，清肺，八卦，天河水，外劳宫（每穴各2000次）。

复诊：29 日所有症状都有减轻，体温下降至 38℃，按原法推之，并加五指节，每节揉 10 次，以后未曾治疗。曾向患儿母亲访问病情，很快好转，三四天就恢复健康。

2. 高某，女，三岁半，住青岛市鱼山路 11 号。于 1957 年 5 月 29 日来中医院就诊，病历号 13639。

近来患儿食欲不佳，咳嗽已有二十天，每次咳嗽持续时间很长，并且伴有呕吐，夜间较重，曾到某医院检查过，疑是百日咳，并在该院治疗，无效，遂来我院。脉正常，体温正常，面苍白，眼皮略有浮肿，有阵咳。

取穴：清肝，清脾，清胃，运八卦，清天河水（每穴推 2500 次）。

复诊：5 月 31 日，症状无变化，原法推之。

6 月 3 日，症状如前（既未减轻也未加重），仍按原法每穴推 3000 次。

6 月 6 日，一切症状都有减轻，小儿精神较好，并且也活泼了，原法推之。

6 月 11 日，咳嗽减轻很多，不但次数减少，间隔时间也长，呕吐也减轻了，无百日咳体征表现，原法推之。

6 月 14 日，咳嗽极轻，也不吐了，食欲增加，原法推之。

6 月 18 日，所有症状完全消失，一切都很正常，完全恢复健康。

第七节　黄　疸　案

任某，女，七周岁，住青岛市嫩江路 19 号。于 1956 年 6 月 20 日来中医院儿科门诊，门诊病历号 5899。

患儿发现黄疸一个月，未来中医院以前，曾去海军医院和山大医院检查过，诊断是黄疸病，都未治疗。20 日，由病者的父亲带来本院治疗。病儿大便白色，小便深黄色，食欲不佳，有时腹痛，疲倦愿睡，早晨不愿起床，性情暴躁，不活泼。脉缓，体温正常，白眼睛（巩膜）以及面部皮肤都现深黄色。

取穴：清肝，清胃，清肺，八卦，天河水，六腑（每穴 5000 次），并每日用茵陈 9g 代茶饮。

复诊：21 日，脉与体温，一切临床表现如初诊同，按原法推之，数目如前。仍服茵陈水。

22 日，两目白眼睛（巩膜）以及皮肤黄色稍减退，小便也成淡黄色，仍以原法推之。

28 日，两目白睛及面部皮肤黄色大减，腹部也不痛了，仍用前法推之，继饮茵陈水。

29 日，所有临床表现大有好转，食欲增加，精神活泼，性情较前温和，仍以原法推之。

7 月 2 日，两目、面部、皮肤的黄色全部消退，大便也为正常黄色，脉与体温也很正常，已成为一名蹦蹦跳跳、活泼健康的小宝宝。为了治疗得更彻底，所以又按前法推了一次，回家以后未曾再有其他症状发生，患者的父亲曾寄来感谢信一次。

第八节　肾　炎　案

宋某，女，三周岁，住青岛市莘县路。于 1957 年 4 月 8 日来本院儿科门诊，病历号 12608。

患儿全身浮肿，已二月有余，曾去妇幼保健院检查诊为"肾炎"，即住院治疗，共住院二十几天，并无效果，所以来中医院治疗，患儿小便有时红色，有时白色，水肿也时重时轻，小便频数，但尿量很少，有时坐在便盆上很长时间尿不出来，腹部发胀并常疼痛，咳嗽有痰。脉细数，体温 38℃，全身浮肿，腹部较重，眼皮有明显浮肿。

取穴：清脾，清小肠，天河水，补肾，揉外劳宫，揉二马（每穴各 3000 次），最后掐五指节。

复诊：10 日复诊，病情略有减轻，以后相继复诊 9 次，至 5 月 10 日前后共计推拿了 10 次，每次推拿完以后，病情都有不同情况的减轻，最后一次检查全身浮肿完全消退，小便已无红白现象，并且每次尿量增多而次数减少（每日四五次），脉象正常，体温正常，咳嗽消失，食欲增加，已痊愈。

第九节　小儿厌食虚弱案

王某，女，一周岁，住青岛市肥城路 38 号。于 1957 年 8 月 30 日来本院儿科门诊，病历号 10753。

患儿自出生以后，吃奶就很少（因奶不足），以后吃饭也很少，并时常轻度腹泻，还常发热，发热时头腹热度较重，近来吃得更少，每一顿饭吃不了一个鸡蛋，大便干燥，夜间睡时习惯俯卧（即腹贴床），眠差。脉沉迟无力，体温正常，体瘦弱，面色苍白，无血色，出虚汗。

取穴：揉二马，揉外劳宫，补脾，清肝（每穴各2000 次），并掐五指节 7 次。

复诊：8 月 31 晚间睡觉较好，食欲未增加，仍按原法推之。

9 月 3 日，食欲较前增加，大便每天三四次，不大干燥了，仍按前法推之。至 9 月 10 日共推拿 5 次（初诊在内），病情逐渐好转，现食量有增加，面部也带红润，精神较前也好多了，停止推拿，并嘱小儿的母亲注意小儿的营养。

第十节　抽　搐　案

李某，男，2 月龄，住青岛市德平路 56 号。于1959 年 8 月 31 日来本院儿科门诊，病历号 15800。

患儿自从出生以后几天，就发现手足抽搐，每天不定时间，影响睡眠，哭闹不安，曾到市场三路联合诊所检查治疗，未见效。脉缓，体温正常，面色苍白，有抽搐表情。

取穴：揉二马，清肝，外劳宫，天河水（每穴1500 次）。

复诊：9 月 1 日，抽搐较轻，哭闹也轻，睡觉较好，按原法推之，加捣小天心（上捣），继续治疗，至 9 月 6 日，共推拿 10 次，抽搐痊愈。

第十一节　小儿瘫痪
（后遗症）案

李某，男，一岁半，住青岛市肥城路5号。于1957年8月16日来中医院儿科门诊，病历号15382。

患儿自1957年6月19日发高热，曾到门诊部检查治疗无效，后到人民医院检查治疗也无效，25日到青岛医院住院治疗，脊髓穿刺检查诊为小儿瘫痪，住院36天，出院以后，右腿站不住，也不发热，比左腿微见细，近几天并有轻咳嗽。脉迟，体温36.7℃，面色正常，精神很好。

取穴：补脾，揉二马，清肝（每穴各30 000次），最后揉五指节各7次。

复诊：19日，咳嗽减轻，右腿略见有力，原法推之。22日，患腿已能站立，仍有轻咳，依上法推之，补脾改为清补脾。28日，患腿已能站立，咳嗽亦愈。仍按法推之，继续推至9月23日，共推拿9次，患者右腿已能站立很稳，并能步行（扶床行走），但腿仍细。

第十二节　夜　啼　案

田某，女，1月龄，住青岛市莒县路4号。于1957年5月24日来院门诊，病历号13652。

患儿从出生就哭，夜间重，哭时无论怎么安抚也无效。大便每天十几次，黄绿色，有黏液，有时吐奶。体温正常，望诊面部无明显异常。

取穴：清肝，清胃，天河水，外劳宫（每穴1000次）。

复诊：至6月15日共推6次，前三次是照初诊推法推的，后三次加运八卦。病情逐渐减轻，至最后一次推拿时已不哭闹，大便次数也减少，食量增加，也不吐奶了。

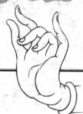

徐谦光　奉萱堂　药无缘　推拿恙

【注解】

徐谦光，字宗礼，山东登州府宁海县，今牟平县人氏。

奉：侍奉、侍候。

萱堂：母亲的古称。

缘：缘分。

推：推拿手法之一，医者以右手食中两指或拇指在穴位上定向摩擦。

拿：推拿手法之一，医者以双手虎口部用力握住患者一定部位。

推拿：又名按摩，追溯其渊源，在远古时代，医药尚未发明之前，人类患病，皆以推推、拿拿、按按、摩摩、掐掐达到治病的目的。后来经过长期临床实践，推拿有了很大发展。到了隋唐盛极一时发展成专科，太医院设有专科，宋元停止一时。明清又有发展，有名的著作像明万历年由周于蕃（岳夫）著《小儿推拿秘诀》、清·熊应雄的《小儿推拿广义》、夏禹铸著《幼科铁镜》、骆潜庵著《幼科推拿秘书》等。

恙:疾病。

【释译】

徐谦光为治母病,因为服药困难所以用推拿方法治疗,从此开始研究推拿术,历二十余年,终于光绪丁丑年仲春,将其经验著成推拿三字经一书,流传于世。

自推手　辨诸恙　定真穴　画图章

【注解】

辨:辨别;分别。

诸:所有的。

定:确定。

真:真实

穴:人身气血凝聚之处,用以治病的部位。

图:图表。

章:文章;文字。

【释译】

自己推自己的手,辨别何穴治何病有效。并将效穴记在人体部位,画成图表,并用文字编成歌诀,加以注解,即成本书。

上疗亲　下救郎

【注解】

亲:狭义解释为亲戚,广义则为老年人。

疗:治疗。

救:挽救。

郎:孩子、儿郎。

【释译】

掌握推拿术,即可治老人和儿童的疾病。

推求速　惟重良

【注解】

求：要。

速：迅速；快。

惟：只有。

重：推力重。

良：好。

【释译】

推拿手法以取穴真实、速度快、有节奏、指力重而平稳效果最好。

独穴治　有良方　大三万　小三千
婴三百　加减良　分岁数　轻重当

【注解】

独：单独；一也。

方：方法。

大：大人，古代以十六岁至百岁为大。

小：小儿，古代以五岁至十五岁为小，因天癸未至。

婴：婴儿，古代以五岁以下为婴。

加：增加。

减：减少。

分：分别；按照。

轻：指力轻。

当：适当。

【释译】

辨病出何脏，其属阳属阴，在表在里，是实是虚，及其寒热属性，再参照年龄大小，选用独穴治疗，因独穴亦各有其寒热补泻属性，其力专效宏。

从吾学　良验方　宜熟读　勿心慌

【注解】

从：跟。

吾：我，即徐谦光。

验：效验；经验。

宜：要。

熟：熟练。

读：背诵。

勿：不要。

慌：慌张。

【释译】

跟着我学，是些经验过的效方，要熟练，临床不要心慌。

治急病　一穴良　大数万
立愈恙　幼婴者　加减良

【注解】

急病：发病急促，病势严重，变化迅速的病症。

立：立刻。

幼婴：不满三岁的儿童。

【释译】

治疗急性病，最好用独穴治疗，大人可推数万数，幼婴可根据病情适当加减。

治缓症　各穴量　虚冷补　热清当

【注解】

缓症：发病日久、病情复杂、变化缓慢的疾病。

量：商量；选择。

虚：《内经》曰："精气夺则虚"。症见饮食不佳、语言声低、气短、周身无力、精神委靡、消瘦、听视力减退、舌体胖嫩等。

冷：即寒，《内经》曰："阴胜则寒。"症见手足冷、畏寒、面色苍白、口不渴、喜热饮、小便清长、大便稀薄不臭、舌苔白、脉迟等。

热：《内经》曰："阳胜则热"。证见发热、恶寒、口渴喜冷饮、面赤烦躁、大便黄黏较臭、小便短赤、大便闭结，或自利灼肛、舌苔黄、舌质红、脉数等。

补：《内经》曰："寒者热之……劳者温之……损者温之……"即虚寒证用温补药治之，推拿亦然。

清：《内经》曰："热者寒之"。即热性病用寒药治之，推拿亦然。

【释译】

治慢性病，应根据病情选用适当穴位，虚冷证用温补，热证用清法。

大察脉	理宜详	浮沉者	表里恙
迟数者	冷热伤	辨内外	推无恙
虚与实	仔细详	字廿七	脉诀讲
明四字	治诸恙		

【注解】

察：诊察；检查。

脉：《内经》曰："脉为血府"。《灵枢·本神》说："心藏脉，脉舍神"。通过诊脉可以了解人体的气血运行情况。所谓脉象，是指手指感觉脉搏跳动的形象。关于中医脉诊详见他书，临证常用寸口诊法，先以中指指目（指尖和指腹交界处，手指与皮肤呈45°

夹角时即可）按到掌后高骨（桡骨茎突）为关脉部位，称为中指定关，跟着把食指放在中指之前，关前为寸（远心端），然后放无名指于中指之后，关后定尺（近心端）。患者臂长，布指略疏；患者臂短，布指略密，以适中为度。部位取准后，三指用同样的力量，按诊三部脉象，也可单按其中一部脉象，如诊关部则微提食指和无名指，诊尺部则微提中、食两指，先单按或先总按均可。上、下、左、右推摩，诊脉时间以脉五十动为准，寸、关、尺三部配五脏六腑见附图1、附表1。

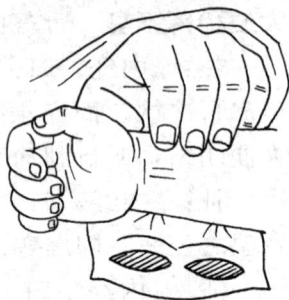

附图1　诊寸口脉

附表1　寸口与脏腑相应的几种说法比较

文献	寸		关		尺		说明
	左	右	左	右	左	右	
难经	心	肺	肝	脾	肾	肾	大小肠配心肺，是表里相属；右肾属火，故右尺亦候命门
	小肠	大肠	胆	胃	膀胱	命门	
脉经	心	肺	肝	脾	肾	肾	
	小肠	大肠	胆	胃	膀胱	三焦	
景岳全书	心	肺	肝	脾	肾	肾小肠	小肠配右尺是火居火位；大肠配左尺是金水相从
	心包络	膻中	胆	胃	膀胱大肠	三焦命门	
医宗金鉴	心	肺	肝	脾	肾	肾	小肠配左尺，大肠配右尺，是与尺候腹中的部位相应，故又以三焦分配寸、关、尺三部
	膻中	胸中	胆膈	胃	膀胱小肠	大肠	

目前临床所用多取《医宗金鉴》的说法。

诊小儿脉在《内经》中已有记述，自后世医家提出望小儿指纹的诊法以后，对于三岁以内的婴幼儿，往往以望指纹代脉诊，对三岁以上者才采用脉诊。

诊小儿之脉和成人有所不同，小儿寸口部狭小难分寸、关、尺；另一方面，小儿临诊时容易惊哭，惊则气散，散则脉乱，难于掌握，因此诊小儿还须注意辨形色，审面窍。后世有一指息候三部的方法，对三岁以下的小儿，用左手握小儿手，右手大拇指按小儿高骨脉上，不分三部，以定息数为主。对四岁以上小儿则以高骨中线为关，以一指向两侧滚动寻察三部；七八岁可以挪动拇指诊三部，九至十岁以上可以次第下指依寸、关、尺三部诊脉，十四五岁者可以按成人三部诊法进行。

理：理论。

详：详细。

浮：浮脉。李中梓《诊家正眼》曰："浮在皮毛，如水漂木，举之有余，按之不足。"即下指即得，重按反减之脉。

沉：沉脉。《诊家正眼》曰："沉行筋骨，如水投石，按之有余，举之不足。"即重取有力，轻按反减之脉。

表：表证。身体以皮毛经络为外，外邪客于皮毛肌腠，阻遏卫气的正常宣发，病属表证，证见：恶风寒、发热、头痛、体痛、有汗或无汗、舌苔薄白、脉浮等。

里：里证。身体以腑脏骨髓为内。内在病属里证。里实证见：壮热或潮热、神昏、烦躁、口渴、胸满、腹胀、便闭、苔黄或灰黑、脉沉等。

迟：迟脉。《诊家正眼》曰："迟脉属阴，象为不及，往来迟慢，三至一息。"即医者一呼一吸，患者脉动三次者，幼儿四五次者。

数：数脉。《诊家正眼》曰："数脉属阳，象为太过，一息六至，往来越度。"即医者一呼一吸患者脉动六次者，幼儿七八次者。

内：体内，里证。

外：体表，表证。

无：没有。

虚：虚脉，崔氏脉诀曰："三部无力，其名曰虚。"即浮、中、沉三部脉俱无力之脉。

如虚证：《内经》曰："精气夺则虚"。是正气不足之证。证见：少气懒言，心悸不寐，面色无华，脉虚无力等。

实：实脉，崔氏脉诀曰："三部有力，其名曰实"。即浮、中、沉三部脉俱有力之脉。

如实证：《内经》曰："邪气盛则实"。是邪气有余之证。证见：高热神昏，胸满腹胀，便秘溺短，脉实有力等。

仔细：认真。

详：分析。

字廿七：明·李时珍在《濒湖脉学》提出二十七种脉象，包括：浮、沉、迟、数、滑、涩、洪、长、短、虚、实、弦、紧、缓、弱、细、动、伏、芤、散、牢、革、促、结、代、濡、微二十七字，概括所有的脉象。

诀：歌诀。

讲：讲求；讲究。

明：明白；明了；理解。

四字：浮、沉、迟、数四脉。

【释译】

治疗大人的病，应该讲究脉象：浮脉主表；沉脉主里；迟主寒；数主热；有力为实，无力为虚。八纲即明，辨证清楚。常见病脉虽有二十七种脉象，但小儿疾病明白，浮、沉、迟、数四脉足矣。

小婴儿　看印堂　五色纹　细心详

【注解】

印堂：穴名，在两眉之间鼻根部。见附图2。

五色：《素问·脉要精微论》曰："夫精明五色者，气之华也"；李中梓注曰："言气而血在其中矣"；喻昌《医门法律》中曰："……色者，神之旗也，神旺则色旺，神衰则色衰，神藏则色藏，神露则色露。"又《四诊抉微》曰："气至色不至者生，色至气不至者死"。故神色是五脏气血盛衰的外观，根据五行理论，五色分属五脏，故青色为肝之脏色，红色为心之脏色，黄为脾之脏色，白为肺之脏色，黑为肾之脏色。

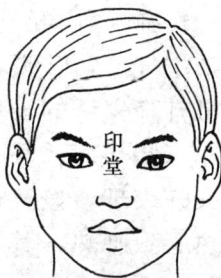

附图2　印堂穴

纹：文彩。

【释译】

小儿病的诊断除了脉象外，主要参看印堂穴的颜色变化。

> **色红者　心肺恙　俱热症　清则良**
> **清何处　心肺当　退六腑　即去恙**

【注解】

色红：属火，为手少阴心经本色，主热。微赤是虚热，赤甚是实热，色浮是热在表，色沉是热在里；微赤似饮酒、面颧浅红，游移不定是寒极似热的"戴阳证"。

心：《内经》曰："心者，君主之官，神明出焉"。心主血脉，又主神明。故心经病多为血脉运行和情志思维异常。

肺：《内经》曰："肺者，相傅之官，治节出焉"。肺主气，司呼吸，为气机升降之枢。故肺经病多见气机升降失调的表现。

俱热症：心肺热证，赤色为手少阴心经本色，为火旺表现，按五行生克理论，"太旺必克肺金"，故心热必致肺热，其证轻则发热、恶寒、咳嗽、痰喘、舌苔薄白、舌尖赤、脉浮滑数，甚则高热、神昏、痰喘、抽搐等。

清：《内经》曰："热者寒之"。即清法。推拿手法之一。从指根推向指尖。

何处：什么穴位。

心：心穴，在中指掌面，指根至第二指节为膻中穴，从指根推向第二指节，可清心热、镇惊悸、化痰、定喘。天河水穴，在两臂掌侧中央部，从掌根推至肘窝为清天河水，可泻心经邪热、化痰、止咳、定喘，又有解表之功。

肺：肺穴，在无名指掌侧，从指根推至指尖为清肺，可清肺热、解表、发汗、止咳、定喘，从指尖推至指根为补肺，可止虚喘、咳嗽。

当：应当。

退：推拿手法之一，从肘窝尺侧推向腕部。

六腑：在前臂尺侧，从肘弯推向腕部，性大凉，能退五脏六腑之大热，亦有解表、定喘作用。

即：就。

去：祛。

【释译】

眉间色红，为心肺二经热证。轻则解表，清热，可推天河水穴、清肺穴。重则兼推六腑穴。

色青者　肝风张　清则补　自无恙

平肝木　补肾水

【注解】

色青：青色属木，为足厥阴肝经本色，主惊、主痛、主寒。青而黑多寒痛，青而白主虚风，青而赤为肝火，青赤而晦为郁火，面青唇青是阴盛。

肝：《内经》曰："肝者，将军之官，谋虑出焉"。肝开窍于目，主筋，为藏血之脏，主疏泄。故肝经病多属情志不舒或肝郁气滞，化火生风之病。

肝风：内经曰："诸风掉眩，皆属于肝。"发则有眩晕、抽搐、痉挛等症。按其病因的不同可分为：肝火旺而生风，法当清肝火，可推六腑穴、平肝穴。土虚木贼之虚风，法当培土抑木，可补脾穴、平肝穴。肾阴亏阳亢，法当滋水潜阳，可推补肾水穴、平肝穴。皆可兼捣小天心穴，该穴在大小鱼际交接处凹陷中，清热、镇惊，可用于惊风抽搐、夜啼、警惕不安等症。

张：角弓反张。

平：推拿手法之一，同清法。

肝：肝穴，在食指掌侧，从指根推至指尖，可镇惊，止痉，退热。

肾：肾穴，在小指掌侧，从指尖推至指根，可补肾水，可治腰痛、腿酸、头晕、眼花。

肾：《内经》曰："肾者，作强之官，伎巧出焉"。又有"肾为先天之本"之说。肾主骨生髓、主藏精、主水液，内蕴元阴元阳，故为水火之脏，故肾病多为阴阳失调，偏阳虚或偏阴虚或阴阳俱虚之证。

【释译】

眉间色青，为肝风之病，肾阴亏，水不涵木，肝阳亢盛者，当补肾水以生肝木，平肝木以潜阳。

色黑者　风肾寒　揉二马　清补良

列缺穴　亦相当

【注解】

色黑：黑色属水，为足少阴肾经之本色，主水、主恐惧、主寒、主痛。黑而肥泽属无病。黑而瘦削是虚火内伤，黑而焦枯，齿槁是肾热久病，黑而暗淡属阳气不振。

风：风邪。

寒：证见四肢逆冷、腰痛腹痛、泄泻下利、疝气、阳痿等。

揉：推拿手法之一，医者右手拇指肚在穴位上左右等数旋动。

二马：穴名，在手背小指和无名指掌骨面凹陷处，此穴大补，性大热，有壮阳祛寒之功，适用于一切虚寒证。

清补：清法和补法兼用，多用于寒热错杂或虚实错杂证候，如上热下寒、上虚下实、上实下虚之证。

列缺穴：在腕关节两旁凹处，医者以拿法拿之，有发汗、止痉、镇惊、开窍作用。

亦：也。

相当：合适。

【释译】

色黑者为风寒之邪侵肾脏为寒为痛，法当祛风散寒、止痛，二马穴可壮阳、祛寒、补命门，列缺穴可发汗祛风、止痛。

色白者　肺有痰　揉二马

分阴阳　天河水　立愈恙

【注解】

色白：白色属金，手太阴肺经本色，主虚、主寒、主脱血、主夺气。白而润泽是肺胃气充无病之象，白而色淡是肺胃虚寒，印堂及准头（鼻尖）白色明润是善色，枯夭是恶色。

痰：狭义的痰指咳出的痰涎，广义的痰包括咳出的有形之痰涎，以及留在体内的无形之痰，它是津液在人体各部分郁泄不通，凝聚而形成，可引起许多痰病，痰可随气流行，无处不到，故怪病多痰。它的产生与脾肾的关系密切，肺失宣肃，脾失运化，水液输布失调可以生痰，所谓脾为生痰之源，肺为储痰之器。肾的气化作用失常也生痰，如因肾阳虚，能使水泛为痰；肾阴虚，则内热煎熬成痰。

分阴阳：分，是推拿手法之一，是医者两拇指向左右相反方向推之。阴阳，穴名，在手掌下部，左右两高肉处，即大小鱼际，推之可使阴阳平衡、阴阳交合，故可治寒热往来、夜眠不安、咳嗽痰喘等症。

【释译】

眉间色白主肺病有痰，应视痰邪的成因，分而治之，属肾阳虚者，当揉二马穴，温阳则寒痰自化；脾虚运化失职，肺失所养者，当培土生金，健运化痰；阴阳不平衡者当分阴阳，以达阴平阳秘；由外感热证引起者，当推天河水，清肺以解外邪。

色黄者　脾胃伤　若泻肚

推大肠　一穴愈　来往忙

【注解】

色黄：黄色属土，为足太阴脾经本色，主脾虚、湿证，黄而鲜明如橘子色是湿少热多，属于阳黄；黄如烟熏是湿多热少，属于阴黄；黄而枯瘦是脾胃有热；黄而色淡是脾胃气虚；黄而暗淡是脾胃寒湿；黄而暗滞，是内有蓄血；印堂及准头（鼻尖）色黄明泽是病退之象。

伤：受伤；受病。

若：倘若；假若。

泻肚：腹泻；拉稀者，如感外邪者，当解表止泻，为逆流挽舟之法，选平肝、清肺、天河水穴；内伤饮食，当通泄止泻，为通因通用，泻脾胃、泻大肠；脾胃虚弱，当补脾止泻，为虚者补之，补脾穴、清补大肠穴；肝木乘脾，当平肝健脾止泻，为抑木扶土法，平肝穴、清补脾穴；肾阳不振，当壮阳止泻，脾阳根于肾阳，为虚者补其母之法，揉二马穴、清补脾。

大肠：《内经》曰："大肠者，传道之官，变化出焉"。大肠司传送糟粕。故病则大便秘结或泄泻下利。

大肠穴：在食指外（桡）侧缘，推法有三种：从指端推向指根为补大肠，有收涩提升作用，可治腹泻脱肛等；从指根推向指尖为泻大肠，有通泻作用，可治便秘；来回推为清补大肠，有运化作用，可治完谷不化、腹泻便秘。

来往忙：来回推。

【释译】

眉间色黄为脾胃受病。王冰曰：胃司受纳，脾司运化。故脾胃病多为受纳无权，运化失职。倘若腹泻，则清补大肠。此为通治之法。

言五色　兼脾胃　屈大指

补脾方　内推补　外泻详

【注解】

言：说；讲。

兼：合；加。

脾胃：《内经》曰："脾胃者，仓廪之官，五味出焉。"王冰曰："胃司受纳，脾司运化。"胃主受纳，腐熟水谷，脾主运化，输布水谷精微。脾胃主升清降浊为生化之源，五脏六腑四肢百骸皆赖以养。故脾胃病多受纳、腐熟、输转、传导功能失调。

屈：弯曲。

脾：脾穴，在拇指外（桡）侧，从第二指节到指头。拇指屈曲从指尖推向第二指节为补脾，有补虚作用，主治气虚、食欲不振、久泻、虚喘等。不屈指从第二指节推向指尖为泻脾，有通泻作用，主治气实积泄、腹胀便秘等症。来回推为清补脾，有健脾运化之功，主治消化不良、食欲不振、泄泻等症。

【释译】

以上讲五色主病及其治疗。但脾主四肢，脾为后天之本，为生化之源，五脏六腑四肢百骸皆赖以养。病虽危，胃气健可治，胃气败则不治，万物土中生即是此理。

大便闭　外泻良　泻大肠　立去恙　兼补脾（应为肾）愈无恙

【注解】

闭：闭塞；不通。

大便闭：大便秘结，其因分为二途：一为燥结，一为阴虚。前者当通泄泻下，推八卦穴，泻大肠，泻脾胃。后者当滋阴通下，补肾水，泻大肠。

兼补脾：此处脾字应为肾之误。因阴虚便秘，当补肾水以润便，即增水行舟之法，补脾何能通便，应据此改之。

【释译】

大便燥结，治宜泻脾泻大肠，祛燥通泄，阴虚便秘当补肾水以增液通便。

若腹痛　窝蜂良　数在万　立无恙

【注解】

腹痛：腹痛原因很多，主要分：燥屎内结，治宜泻下燥屎；风寒乘之，法当祛风散寒；木克土，法应抑木培土。

窝蜂：一窝蜂，穴名，在手背腕横纹中央凹陷处，揉法，左右等数，能祛风散寒，止痛，主治下寒性腹痛。

【释译】

腹痛为一症状，病因很多，应推因求治。此处乃言风寒所致之腹痛。揉一窝蜂穴，可祛风散寒、止痛。独穴一次可推万数。

流清涕　风感伤　蜂入洞　鼻孔强　若洗皂　鼻两旁

向下推　和五脏　女不用　八卦良

【注解】

清：水之貌。

清涕：涕，鼻涕。清涕，鼻涕水。

风：《内经》曰："风者百病之长"。风邪常夹他邪从皮毛、口鼻袭人。

感：感染。

蜂入洞：穴名，在双鼻孔。医者以右手食中两指从鼻孔向内旋进转出，周而复始。可解表祛风散寒。

强：好。

洗皂：穴名，在双鼻翼两旁，医者以食中两指在鼻翼两旁，从上向下摩擦，有通窍、调和五脏的作用。

和：调和。

五脏：心肝脾肺肾。

八卦：穴名，在掌心四周，高肉处，成环状。卦名：乾，坎，艮，震，巽，离，坤，兑。有开胸顺气、降逆通泄的作用。故胸满、咳嗽、气急实喘、泛恶呕吐、食积泄泻、腹胀便秘等症可治。

治疗时可用运法，运法是推拿手法之一，医者用拇指或食中指端，自乾卦起顺时针方向运行，至离卦应轻力而过。

【释译】

感冒鼻塞、流鼻涕，当用蜂入洞和洗皂二穴。洗皂穴还有调和五脏的作用。八卦穴亦可调和五脏。

若泻痢　推大肠　食指侧　上节上　来回推　数万良

【注解】

痢：夏秋季节常见之痢疾以腹痛下痢赤白、里急后重为主症。可分湿热痢和寒湿痢两种。前者以化湿热、导积滞、调气血为主，泻大肠、运八卦、清补脾。后者以温中化湿、理气导滞为主，揉二马或外劳宫、运八卦、清补脾。

上节上：大肠穴在食指第一指节外（桡）侧。习惯性推法，以全指较方便，其功效不变。

【释译】

此言痢疾的一般推法，但下痢致病因素复杂，症状变化亦多。故临床应根据病情配合他穴，治疗不可拘于此说。

牙痛者　骨髓伤　揉二马　补肾水　推二穴　数万良

【注解】

牙痛，其病因可分三途：胃火（实火）盛者当泻其胃火，泻脾胃、泻大肠；肾水亏，虚火上炎者，当大补肾水，引火归原，揉二马、补肾水。虫蚀者当杀虫。

骨髓伤：骨髓，中医认为齿乃骨之余，肾主骨生髓。此言齿、骨、肾三者的关系。骨髓伤，代指肾虚牙痛，多为年老、久病或房事过度，导致肾精大伤，虚火上炎所引起。

【释译】

此言由肾亏所致的牙痛，当揉二马、补肾水，以补肾亏，阴阳双补，引火归原，使阴平阳秘，牙痛可止。但胃火盛，不可用此法，当泻脾胃之火。

治伤寒　拿列缺　出大汗　立无恙　受惊嚇（吓）　拿此良　不醒事　亦此方　或感冒　急慢恙非此穴　不能良　凡出汗　忌风扬

【注解】

伤寒：《内经》曰："今夫热病者，皆伤寒之类也"。又曰："人之伤于寒也，则为病热"。此处为外感病的统称。狭义伤寒即指太阳表实证，症见恶寒，发热，无汗，头项强痛，体痛，脉浮紧。

受：受到。

惊：《内经》曰："惊则心无所倚，神无所归，虑无所定，故气乱矣"。是猝然遇到非常事变而致精神上突然紧张的表现。

吓：害怕的样子。

不醒事：不醒人事，即昏迷。

急：急惊风，乃外感风寒，内积痰热所致，盖热为心所主，风为肝所生，风热相煽，心肝火旺，气血并走于上，猝然神昏，悸动抽搐。另因真阴不足，肝阳易动，阴虚阳亢，风火内旋，焦灼血脉，筋失濡养，而致拘急，角弓反张，牵引搐搦。治疗当以清热祛风或滋阴息风为主，以祛痰镇惊通窍为辅。

慢：慢惊风，乃脾虚肝木乘之所致，故又称慢脾风。气血大虚，内风陡起，其证为面色㿠白或萎黄，嗜睡无神，睡则露睛，抽搐无力，时作时止，或昏睡瘛疭，头目摇动，或吐或泻，痰鸣微喘，治则以扶元固本、培养脾胃为主，佐以平肝息风。

非：必需加之。

凡：凡是；所有。

出汗：汗，《内经》曰："阳加于阴，谓之汗。"汗液乃体内阳气蒸化阴液所成。出汗，是一症状，按其病因可分为昼则汗出，劳则加重，为气虚或阳虚自汗；大热、大汗淋漓为阳明实热汗出；睡则汗出，醒则汗止，为阴虚盗汗。阳虚自汗，法应固表止汗，清补脾、清天河水；阳明实热汗出，法当清热止汗，退六腑；阴虚盗汗，法当滋阴降火止汗，补肾水、清天河水。

忌：禁忌。

扬：吹。

【释译】

外感风寒之表实证，拿列缺可解表发汗，祛风散寒；汗出后当忌风吹。受惊吓及急慢惊风之人事不省，拿列缺穴可镇惊、开窍、止痉，为权衡治法，当据病因辨证配穴治之。

霍乱病　暑秋伤　若上吐　清胃良
大指根　震艮连　黄白皮　真穴详

凡吐者　俱此方　向外推　立愈恙
倘泻肚　仍大肠　吐并泻　板门良
揉数万　立愈恙　进饮食　亦称良

【注解】

霍乱:《内经》曰:"清气在阴,浊气在阳……清浊相干…乱于肠胃,则为霍乱…"《伤寒论》曰:"呕吐而利,此名霍乱。"成无己认为:"霍乱吐利,饮食所伤。"可知中医所谓霍乱病乃发病骤急,吐泻交作之类疾病的统称。

暑:夏季。

秋:秋季。

吐:由胃失和降,胃气上逆所致,以有声有物为呕,有物无声为吐,有声无物为干呕。按病因分有寒热之不同,故寒呕当温中止呕,可以揉外劳宫或揉二马,清胃。热呕应泻火,清胃,运八卦。

胃:胃穴,拇指根,震艮连,黄白皮指胃穴的位置,在拇指根,八卦穴震艮两卦相连方位,大鱼际黄白皮相间处为真穴,从腕部推向第二指节,称为清胃经,可降胃气、清胃热、止呕吐。

仍:仍然;照归。

并:和。

板门:穴名,在手掌大鱼际平面,八卦震艮部之间的凸肉处,左右等数揉之,可升清降浊、调和脾胃、止呕止泻。

进:吃。

饮:喝。

食:饭。

【释译】

暑秋季，感受暑湿、寒湿等秽浊之气或饮食不洁则发生上吐下泻症，名谓霍乱。若上吐可清胃，若下泻可清补大肠；吐泻并作可揉板门。此为通治之法，临证当分寒热或干霍乱辨证配穴治之。呕吐伤胃气，故吐泻初止，稍进稀粥，胃气得养为佳。

瘟疫者	肿脖项	上午重	六腑当
下午重	二马良	兼六腑	立消亡
分男女	左右手	男六腑	女三关
此二穴	俱属凉	男女逆	左右详

【注解】

瘟疫：《内经》曰："五疫之至，皆相染易，无问大小，病状相似"。是感受非时之疫疠之邪而致的烈性传染病。

肿脖项：多由温毒袭肺卫，兼犯少阳、阳明二经。少阳为枢机门户，居半表半里，邪从表入，传经归之，阳明为多气多血之经，土为万物所归，邪亦归之，风热之邪最易袭此二经。风热毒邪郁于耳下及项部，则硬肿作痛，侵袭肺卫则寒热头痛。

上午重：《内经》曰："平旦至日中，天之阳，阳中之阳也"。邪热为阳邪，上午阳气重，故阳与阳合，故上午重，此为阳盛之实热证。

六腑：六腑为胆，胃，大肠，小肠，三焦，膀胱。泻六腑之火邪，故疮疡红肿热痛亦可治之。

下午重：《内经》曰："日中至黄昏，天之阳，阳中之阴也"，下午属阳中之阴，此时阳盛阴伤，阴虚火炎，故下午重。此为阴虚火旺之虚热证。

消:消失。

亡:没了。

男:为阳。

女:为阴。

左:为阳。

右:为阴。

三关穴:在左前臂桡侧,从腕部推向肘弯,性大热大补,可补脾壮阳,故治虚寒性疾病。

逆:相反;不同。

【附注】

男六腑、女三关:此说不真,推拿分男左女右,此为封建迷信之说,没有科学根据,故存而不用。根据临床实践证明,男女左右手穴位皆可用,临证习惯取左手,亦可推拿右手。

【释译】

温毒结于项,上午重者,为实热,当退六腑以泻实热。下午重为阴虚火炎,兼推二马及补肾水穴。至于男左女右之说不真。

脱肛者　肺虚恙　补脾土　二马良

补肾水　推大肠　来回推　久去恙

【注解】

脱肛:直肠脱出肛门以外,多属脾肺气虚,中气下陷所致。

土:五行之一,脾属土。

【释译】

脱肛之症,多属脾肺气虚,中气下陷所致。因肺与大肠相表里,肺虚大肠亦虚,收缩无力则脱出,故补脾土以生肺金,补肾以壮肺金,里壮表固,气的固摄作用正常,则脱肛可愈。

或疹痘　肿脖项　仍照上　午别恙　诸疮肿　照此祥

【注解】

或:或者。

疹:多发于冬春季节,小儿易染,遍身出现红色疹点,稍见隆起,扪之碍手,状如麻粒,乃内蕴胎毒,外感麻毒,内外相感,发于肺胃。初期,症如感冒发热,三天后见疹,再四天出透,透后热退疹渐消。一两个星期后完全恢复健康。

痘:多发于冬春季节,发热,一两日出疱疹,分批出现,消退后不留瘢痕者为水痘,乃感受天行不正之气而发,病机为风热外袭,湿邪内蕴,郁发于肌表。

仍:仍然。

上:上述。

午:上下午。

疮:广义上说是指一切外疮的总称。从狭义说,是作为发于皮里肉外的疮毒和发于皮肤上的疮疖。

【释译】

麻疹、水痘、头项肿痛等疾病,仍然按照瘟疫肿脖项条,上午重属阳属实,下午重属阴虚火炎,治法亦同,诸疮肿,亦按上法治疗。

虚喘嗽　二马良　兼清肺　兼脾良

【注解】

虚喘嗽:喘:呼吸急促,甚者张口抬肩谓之喘。

嗽：咳嗽。张景岳曰："实喘者有邪，邪气实也。虚喘者无邪，元气虚也。"叶天士曰："在肺多实，在肾为虚。"

【释译】

虚喘嗽，其本在肾，其标在肺，故当揉二马，大补肾脏以纳气平喘，清肺金以降气平喘，清补脾以健脾化痰，久治可愈。

小便闭　清膀胱　补肾水　清小肠　食指侧　推大肠　尤来回　轻重当

【注解】

小便闭：小便不通的致病因素很多，属于膀胱热结者，当清热化气；属肾阴虚者，应补肾水；属心热移于小肠者，当清热利小便；属腹泻小便不利者，当固肠利小便。

膀胱：膀胱，《内经》曰："膀胱者，州都之官，津液藏焉，气化则能出矣。"其主要功能为储存津液，化气行水，故病则气化无权，出现小便不利、癃闭尿频、尿失禁等。膀胱穴，在小指外（尺）侧，从掌根推至指根，可清膀胱、化热气、利小便。

小肠：《内经》曰："小肠者，受盛之官，化物出焉。"小肠受盛胃中水谷，主泌别清浊，清者输于各部，浊者渗入膀胱，下注大肠，故小肠病主要表现为清浊不分，转输障碍，证见：小便不利，大便泄泻，因小肠与心相表里，故心经移热于小肠则可见口舌生疮、小便不畅等症状。小肠穴：在掌小指外（尺）侧，从指根推向小指尖，可清热利小便。

尤：又；还要。

【释译】

小便不通是一症状，属膀胱热结者，当清热化气，清膀胱；属肾阴虚者，当滋阴化气，当兼补肾水；属心经移热于小肠者，当清小肠之热，清小肠，清膀胱；属腹泻，为水液偏渗大肠者，当固肠利尿，清补大肠。

倘生疮	辨阴阳	阴者补	阳清当
紫陷阴	红高阳	虚歉者	先补强
诸疮症	兼清良	疮初起	揉患上
左右旋	立消之		

【注解】

疮：疮疡是由营卫不和、气血凝滞、经络阻隔而引起的疾病。

阴阳：《内经》曰："阴阳者，天地之道也，万物之纲纪，变化之父母，生杀之本始，神明之府也"，"故治病必求于本"。这个本就是指阴阳，或本于阴，或本于阳。如疮形漫肿平塌，根脚散漫，不红不热，有的坚硬，有的软陷或不痛或微痛或痒痛并作，来势缓慢，未成难消，即减难溃，溃后脓水清稀，溃后不易收口的是阴证。凡是疮形高肿，根盘紧束，灼热肿痛，皮色红赤，来势暴急，未成易消，即成易溃，溃后脓水稠黏，容易收敛的为阳证。

紫：疮面色紫。

陷：疮面平塌下陷。

阴：阴证。

红：疮面红色。

高：疮面高起。

阳：阳证。

虚歉：虚弱。

旋：转。

【释译】

疮疡证当辨阴阳。阴者疮面色紫平塌，治宜温补，可选用二马穴、三关穴；阳者疮面色红、高肿热痛，治当清泄。身体虚弱者当先补脾，疮症当兼用清法，因清法可理气活血、疏通经络。疮初期，脓未成应揉患上，左右等数，揉之疮可消。

胸膈闷　八卦详　男女逆　左右手　运八卦　离宫轻

【注解】

胸：胸腔。

膈：横膈。

闷：胀满；不通。

离宫：八卦之一，卦名属心位，主南方，为君火，部位在中指下掌骨处。《内经》曰："壮火食气"。火性炎上，心火易旺，故君火、相火不可轻动，所以对于离位指力宜轻过。

【释译】

胸膈满闷：推八卦可开胸降气。唯运八卦至离宫应轻，古有离宫属心火，不可动之说。

痰壅喘　横纹上　左右揉　久去恙

【注解】

壅：堵塞。

横纹：穴名，小指下节与掌相连之纹下又一横纹，穴在纹中偏外处。左右等数揉之，可化痰下气、开胸顺气、利膈。

【释译】

痰涎壅塞肺道，气机不利而喘，揉横纹穴，时间久了可根治。

治歉症　併（并）痨（劳）伤　歉弱者　气血伤
辨此症　在衣裳　人着袷（夹）　伊着棉
亦咳嗽　名七伤　补要多　清少良
人穿袷（夹）　他穿单　名五劳　肾水伤
分何脏　清补良　在学者　细心详

【注解】

併：合。

痨伤：《内经》曰："久视伤血，久卧伤气，久坐伤肉，久立伤骨，久行伤筋"。系操劳过度所致。

气血：气，《素问·刺节真邪》曰："真气者，所受于天，与谷气并而充身者也。"即先天之元气藏于肾，后天之气生于脾胃，充泽于五脏六腑。血，《内经》有心主血脉、肝藏血、脾统血之论。血来源于水谷精气，通过脾胃的生化，输布注入于脉，化而为血。所谓中焦受气，取汁变化而赤，是谓血。气属阳，血属阴，血赖阳气以运行，气行血亦行，气滞血亦滞。气脱血亦脱。故有血随气行、气为血帅、血为气之母之说。

袷：两层的衣物。

伊：他。

七伤：《千金要方》中"七伤"指：大饱伤脾，大怒气逆伤肝，强力举重久坐湿地伤肾，行寒饮冷伤肺，忧愁思虑伤心，风雨寒暑伤形，恐惧不解伤志。

五劳：《医家四要》曰："曲运神机则劳心，尽心谋虑则劳肝，意外过思则劳脾，遇事而忧则伤肺，色欲过度则伤肾。"

【释译】

虚劳证是由脏腑亏损、元气虚弱而致的一种慢性疾病。

阳虚生外寒，阴虚生内热。因此，衣着对虚劳证的辨证有一定意义。在治疗上，《难经》曰："损其肺者，益其气；损其心者，调其荣卫；损其脾者，调其饮食，适其寒温；损其肝者，缓其中；损其肾者，益其精。此治损之法也。"后世金·李东垣和元·朱丹溪对劳倦内伤各有阐发。前者长于甘温补中，以脾胃立论；后者善用滋阴降火，以肝肾论治。这是治虚劳病的大法。故阳虚者应温补，阴虚者当大补肾水以降虚火。

眼翻者　上下僵　揉二马　捣天心
翻上者　捣下良　翻下者　捣上强
左捣右　右捣左

【注解】

眼翻：似怒而目光窜动，或上视或直视或偏左或偏右斜视等，是肝风之症状，因肝开窍于目。

僵：强直。

天心：穴名，在手掌面之大小鱼际间上端交接处凹陷中，捣之可泻心火，镇惊，安心神。

捣：推拿手法之一。医者屈第一指节以关节处捣之。可分左右上下四个方向。

【释译】

眼翻是肝风的症状:发则身体僵直,眼翻或上或直或左或右。捣小天心穴配合他穴治疗。上视向下捣;下视向上捣;左视向右捣;右视向左捣。

阳池穴　头痛良　风头痛　蜂入洞　左旋右　立无恙

【注解】

阳池穴:在腕上二寸背侧尺桡骨间凹陷处,左右等数揉之,可祛风,升阳,健脑,安神,聪耳,明目,治头痛。

头痛:头为诸阳之会。六腑清阳之气,五脏精华之血,都聚会于此。因此外感诸邪,内伤诸不足或瘀阻其经络,清阳不得舒展,皆会发生头痛之症。

【释译】

阳池穴可治疗头痛,如果外感风邪头痛,应加推蜂入洞穴。

天河水　口生疮　遍身热　多推良

【注解】

口:属脾经。

舌:为心之苗。

遍:全。

【释译】

天河水穴可治由心脾火盛所致之口生疮、遍身发热之症。

中气风　男女逆　右六腑　男用良
左三关　女用强　独穴疗　数三万
多穴推　约三万　遵此法　无不良

【注解】

中气风：中风指猝然仆倒，昏迷不识人的疾患，同时可现半身不遂、口眼㖞斜、舌强言謇等症。

中风可因外风直中或内风大盛而发生，多兼气虚、湿痰等症，病机有风、火、虚、痰、瘀、气六端，以肝肾阴虚为本，错综复杂。《金匮要略》以邪轻重、浅深为辨：邪在于经，肌肤不仁；邪在于络，即重不胜；邪入腑即不识人；邪入于脏，舌即难言，口吐涎。

遵：遵守。

【释译】

中风后遗肢体麻木不仁、废而不用症。可推三关穴，每次推三万数。若兼他症选用他穴，数目亦在三万数，遵法推拿，可获良效。

遍身潮　分阴阳　拿列缺　汗出良

【注解】

潮：潮热，即寒热如海潮，定时交替，寒热往来，定时而发。

【释译】

对寒热往来为主症之少阳证及疟疾，可用分阴阳以达到阴阳平衡；拿列缺穴，使之出汗，可愈寒热之症。

五经穴　肚胀良

【注解】

五经穴：在食指、中指、无名指及小指第二指节和拇指第一指节左右等数揉之，可理气、消胀满、和五脏。

肚胀:多为气滞所致,气行则胀满得消,应辨虚实。实者开之,虚者应先补后泻。

【释译】

腹胀为气滞所致,法应行气导滞。临证应辨虚实,实者开之,选五经穴、八卦穴;虚者应先揉二马,后推五经穴或运八卦。

水入土,不化谷,土入水,肝木胜

【注解】

水入土:运水入土穴,从小指根,经小鱼际运向大鱼际。运肾水以滋脾土可润便软坚。主治小便多,大便秘结,脾阴亏乏之胃炎、食而不消、不运等症。

谷:食物。

土入水:运土入水穴,从拇指第二指节经大鱼际、小鱼际运向小指根。运脾土以克肾水,可固肠止泻,主治肝郁气滞之腹痛、泄泻等症。

胜:旺盛。

【释译】

脾阴亏乏所致之食欲不振、食而不消、不运症,运水入土穴可治;由肝郁气滞所致之腹痛、泄泻症,运土入水可治。

小腹寒　外劳宫　左右旋　久揉良

【注解】

小腹:脐以下为小腹。

外劳宫:在中指和无名指背掌骨间凹陷处,左右等数揉之,可温中散寒,暖下元,引火归原。

【释译】

外劳宫可治下寒腹痛,又可引火归原,故下焦虚寒证多用之。

嘴唇裂　脾火伤　眼胞肿　脾胃恙
清补脾　俱去恙　向内补　向外清
来回推　清补双

【注解】

嘴唇裂：脾其华在唇，裂口或干燥起皮屑乃脾经火盛所致。

眼胞肿：眼皮属肉轮，属脾所主，脾胃运化失职，湿邪乘之，为脾虚湿盛之象。

【释译】

嘴唇干裂乃脾胃火盛所致，当泻脾胃。眼胞肿乃脾胃运化失职，湿邪乘之所致，清补脾或补脾，可健脾化湿。

天门口　顺气血

【注解】

天门口：天门入虎口穴，从大拇指内侧尖端推向虎口，有顺气活血之功。

【释译】

气滞血瘀所致之病，可推天门入虎口穴。

五指节　惊嚇（吓）伤　不计次　揉必良
腹痞积　时摄良　一百日　即无恙

【注解】

五指节：十指指节。因小儿手指太细，无法揉之，故临床习惯手法以掐为主。可镇惊，消痞积。

计：计数。

痞：心下满而不痛为痞，心下按之柔软，或不软而硬但不拒按，仅是患者自觉烦闷不舒，谓之痞，病在气分。

积：是腹内有积块，按之不移，痛有定处，病在血分。

时：时常。

撮：即掐。

【释译】

五指节穴，掐之可治小儿惊吓症。对于小儿痞积症，常掐之，久则可散。

上有火　下有寒　外劳宫　下寒良
六腑穴　去火良　左三关　去寒恙
右六腑　亦去恙

【注解】

上：指上焦，包括心肺二经。

上有火：心肺有火，症见目赤、牙疼、口舌生疮等症。

下：指下焦，包括肝肾二经。

下有寒：肝肾有寒，症见腹痛、泄泻、疝痛等症。

【释译】

上焦有火，下焦有寒，应清上温下，引火归原，清上焦当用六腑穴，温下元应揉外劳宫，推三关。

虚补母　实泻子　曰五行　生克当　生成母　成生子

【注解】

母：肺为肾之母；肾为肝之母；肝为心之母；心为脾之母；脾为肺之母。

补母：《内经》曰："虚则补其母"，正气虚应补其母脏。

子：肾为肺之子；肺为脾之子；脾为心之子；心为肝之子；肝为肾之子。

泻子：《内经》曰："实则泻其子"，邪实可泻其子脏。

五行：木，火，土，金，水。配五脏则为肝属木，心属火，肺属金，脾属土，肾属水。

生克：是五行学说之内在联系，也就是制化关系。其相化关系亦即相生：如金生水，水生木，木生火，火生土，土生金。其相制关系亦即相克，如：金克木，木克土，土克水，水克火，火克金。

【释译】

此讲中医之五行学说，其内在联系是制化关系，亦即相生关系，例如金生水等；其相制关系亦即相克关系，例如金克木等。能够生成者他脏者为母，例如金能生水则金为水母；为他脏所生者为子。例如金能生水则水为金之子，五行生克学说是中医辨证治疗的基本法则。

穴不误	治无恙	古推书	身手足
执治婴	无老方	皆气血	何两样
数多寡	轻重当	吾载穴	不相商
老少女	无不当		

【注解】

误：错误。

古：古代。

推：推拿。

书：书籍。

执：拿着。

老：老人。

气血：中医认为气血乃人生命活动的基础。

何：怎么？

寡：少。

载：记载。

商：商讨。

少：少年。

【释译】

穴位选择真实，手法正确，指力均匀，治之不会出差错。古代推拿书籍穴位遍布躯干和四肢，只可以治疗婴儿。没有治疗老年人的方法，老人和小儿皆靠气血而生存，为什么还两样呢？区别只有次数多少，指力轻重不同而已。我所记载的穴位，不讨论这些，因为人以气血为本，故治疗皆同，不论男女老少，没有不可治的。

遵古难　男女分　俱左手　男女同　余尝试　亦去恙

【注解】

余：我。

尝试：试验。

【释译】

遵照古代的推拿方法，要分男左女右，我推拿都用左手，男女相同。通过临床试验，同样可以治病。

凡学者　意会方　加减推　身羸壮

病新久　细思详　推应症　若无恙

【注解】

意：意义。

会：领会；体会。

新：新得之病。

久：陈病；旧疾。

【释译】

凡是学习推拿的人，都应该心领神会，加减变化。身体虚弱或者强壮、病新久应仔细考虑，力求其详，推对了证，病若消失。

辨证取穴简表

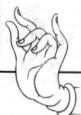

1. 感冒辨证取穴简表

感冒	取穴	备注	
(1) 感冒风寒	一窝风　平肝　清肺		主穴
	列缺或加提捏大椎穴	不得汗	加穴
	阳池	头痛	
	黄蜂入洞	鼻塞	
	清补脾　外劳宫	腹痛泻	
	清胃	呕吐	
(2) 感冒风热	平肝　清肺　天河水		主穴
	阳池	头痛	加穴
	黄蜂入洞	鼻塞不通	
	清补脾　清补大肠	腹泻	
	六腑	高热不退	
	外劳宫或二人上马	虚实热纠结久不退	
(3) 感冒兼症	取穴	备注	
1) 感冒夹痰	平肝　清肺　天河水　运八卦		主穴
	清补脾	痰太热	加穴
	六腑	高热	

155

感冒	取穴	备注	
2)感冒夹滞	平肝　清肺　天河水　运八卦　清脾		主穴
	清胃	呕吐	加穴
	清大肠	见有形食积	
	六腑	高热	
3)感冒夹惊	平肝(加重)　清肺　天河水(加重)		主穴
	六腑	高热	加穴
	下捣小天心　向相反方向捣小天心	见角弓反张　目上翻　惊厥　目斜视	
4)感冒寒热往来	分阴阳　大四横纹　外劳宫		主穴
	平肝(加重)　清肺　天河水	少阳证	加穴

2. 咳喘辨证取穴简表

咳喘	取穴	备注	
虚证咳喘	清肺　清补脾　运八卦		主穴
	二人上马	痰多味咸	加穴
	平肝　天河水　清胃	咳震头胸痛　多呕	
	清脾胃(加重)清胃	痰黏　不思饮食	
	二人上马　三关	虚寒象显	
	天河水	虚热象显	
	清补脾　二人上马　运八卦	阳虚咳喘	专用穴
	天河水　二人上马　运八卦	阴虚咳喘	
	清肺(重用)　清补脾　二人上马	肺燥　干咳　无痰	
	清补脾　运八卦　外劳宫　清补心	心阳不足	

咳喘	取穴	备注	
实证咳喘	四横纹　运八卦　清肺		主穴
	天河水	热盛	加穴
	清胃	胃热上蒸	
	平肝　下捣小天心	气逆咳甚	
	六腑	热甚	
	天河水　平肝	热为寒束，去四横纹	
外感并咳喘	分别用感冒风寒、风热穴位再加运八卦，四横纹，平肝，清肺	治外感，加穴治咳喘	
单见咳	平肝　清肺　清胃　运八卦	他症兼见单咳、单喘分别加入治他症穴中	
单见喘	运八卦　平肝　清肺		
久咳成劳	二人上马　清补脾		主穴
	补肺	虚甚酌加	加穴
百日咳	平肝　清肺　天河水　清胃　运八卦	初中期	
	平肝　清肺　天河水　清胃　运八卦　清补脾　二人上马	晚期虚甚	
	八卦　清补脾	肺气虚极无热	
	补肺	肺虚太甚酌用	加穴
肺炎	平肝　清肺　天河水　运八卦	见风象守此多推	主穴
	清胃	兼呕	加穴
	六腑	热甚	
	小横纹	痰壅气郁	
	直捣小天心	喘逆过甚	
	二人上马　清补脾	见脱象	

3. 麻疹辨证取穴简表

麻疹	取穴	备注	
顺证	平肝　清肺　天河水		主穴
	清胃	兼呕吐（不可过用）	加穴
	利小便　清补大肠	兼泻	
	平肝　清肺（重用）　清胃（中病即止）	兼瘖哑	
	清胃（中病即止）	唇干口渴	
	清肺（加重）　运八卦	咳重	
	天河水（加重）清胃（中病即止）	咽喉红肿	
	平肝（加重）	目赤太甚	
	清胃（不可过用）	服热性发物疹上盛下稀	
	守主穴　多推　加运八卦	发痒发喘	
	二人上马	误食酸，体温渐减	
	清胃（适当用）重者加六腑	伤热	
	二人上马　也可加外劳宫	伤凉	
逆证	取穴	备注	
逆证阴证	平肝　清肺　天河水（坚持久推）		主穴
	二人上马	仍不畅透	加穴
逆证阳证	取穴加穴同上		
邪闭不出	拿列缺　回醒之后得汗仍守三主穴　加二马		

续表

麻疹	取穴	备注	
邪毒 入血	六腑　二马　平肝　清肺　天河水	疹色紫暗尚未变黑	
	三关　二人上马　外劳宫	体温渐复	
	平肝　清肺　天河水　二马	体温上升	
变证			
麻疹 肺炎	平肝　清肺　天河水　八卦		主穴
	六腑	热太盛	加穴
	如兼见他症，加穴与肺炎同		
麻疹 倒回	拿列缺　平肝　清肺　天河水 二人上马		主穴
	三关	见寒象	
	外劳宫	腹痛	
	透出仍用平肝　清肺　天河水 三穴		

麻疹后 遗症	取穴	备注	
腹泻	清肺　清补大肠　平肝　清肺 天河水		主穴
	清补脾　二人上马	泻止善后	加穴
咳喘	平肝　清肺　天河水　八卦		主穴
	清补脾　二人上马	善后	加穴
水痘	清胃　清肺　天河水		主穴

4. 呕吐辨证取穴简表

呕吐	取穴		备注	
胃热呕吐	清胃　平肝　天河水　运八卦			主穴
	板门　清大肠		腹痛　便秘	加穴
胃寒呕吐	外劳宫　板门　平肝　清胃　运八卦			主穴
	一窝风		外中寒邪腹痛	加穴
	清大肠		有形寒积	
	清补脾		寒伤脾胃或冷泻	
伤食呕吐	板门　运八卦　清胃　清补脾			主穴
阴虚呕吐	二人上马　板门　清胃　运八卦　清补脾			主穴
	天河水		生虚热者加	加穴
夹惊呕吐	平肝　清胃　运八卦　板门　天河水　外劳宫			主穴

5. 泄泻辨证取穴简表

泄泻	取穴	备注	
风寒泄泻	一窝风　外劳宫　清补大肠		主穴
	清补脾	善后	加穴
湿热泄泻	平肝　清胃　天河水　清小肠　运八卦		主穴
	清补脾	善后	加穴
伤食泄泻	清胃　天河水　八卦　清补大肠　清小肠		主穴
脾虚泄泻	外劳宫　清补脾　清补大肠		主穴

续表

泄泻	取穴		备注
脾肾阳虚泄泻	二人上马　外劳宫　清补脾　板门		主穴
受惊泄泻	平肝　清肺　天河水　板门　掐揉五指节　清补大肠		主穴
吐泻交作	板门独穴以此为度		
	平肝　清胃　天河水　清补大肠	继用加穴	加穴

6. 痢疾辨证取穴简表

痢疾	取穴		备注
湿热痢	平肝　清胃　八卦　清补大肠　清小肠		主穴
	六腑	高热	
	天河水	单见赤	
	清补脾	单见白	
疫毒痢	平肝　清胃　天河水　六腑　清补大肠　清小肠		主穴
	外劳宫　二马　清补脾　清补大肠	扶正救脱	主穴
寒湿痢	外劳宫　清补脾　清补大肠		主穴
慢性痢疾	清补大肠独穴	一小时得效	主穴
	天河水　清补脾　平肝	偏热	
	外劳宫　二人上马	偏寒	加穴
	清补大肠　清补脾	阿米巴痢	
噤口痢	板门　清胃　天河水　清补脾　清补大肠		主穴

7. 腹痛、便秘辨证取穴简表

脘腹痛	取穴	备注	
寒性腹痛	一窝风　外劳宫　板门　八卦		主穴
热性腹痛	平肝　清胃　天河水　板门		主穴
食积腹痛	平肝　清胃　清脾　八卦　板门　清大肠		主穴
气郁腹痛	平肝　运八卦　四横纹　板门		主穴
淤血腹痛	四横纹　外劳宫　板门　天河水		主穴
蛔虫痛	第一次　外劳宫　平肝 第二次　外劳宫　清胃　清大肠		主穴
虚寒腹痛	外劳宫　清补脾　板门　四横纹		主穴
肠套叠腹痛	外劳宫（重用）　清脾　清胃　清大肠 四横纹		主穴
	清补脾	善后	加穴
便秘			
虚寒便秘	外劳宫　清补脾　运水入土　二人上马 清补大肠		主穴
实热便秘	平肝　清胃　天河水　运水入土　四横纹 清大肠		主穴

8. 惊风辨证取穴简表

惊风	取穴	备注	
急惊风	平肝　六腑　清肺　天河水	清热	
	运八卦　五指节　大四横纹	祛风痰	
	下捣小天心　阳池　五指节	可镇惊息风 可用于角弓反张	

惊风	取穴		备注	
慢惊风	平肝　清补脾　运八卦 五指节　二人上马			主穴
	外劳宫	腹痛		加穴
	清补大肠	腹泻		
	清肺　天河水			

惊风后遗症	取穴	备注	
余热不清	平肝　清肺　天河水		主穴
痰多	运八卦　大四横纹		主穴
余风未尽	平肝　阳池		主穴
下肢失灵	二马　清补脾		主穴
	仍不温加外劳宫　三关		加穴
目睛不正	向相反方向揉小天心	左斜右揉，右斜左揉，上翻下揉，下视上揉，得正即止	主穴
瘖哑	天河水　清肺		主穴
耳聋	平肝　补肾		主穴
四肢拘挛	平肝　清肺　天河水	风热尚盛时用	对症分别取穴
	阳池　下揉小天心	醒镇清窍时用	
	平肝　清补脾　补肾	舒筋益脾肾时用	
	四横纹　五指节	调和气血	
	二人上马	补益肾中水火收功	

惊风	取穴	备注	
余邪成痫	取穴见第十九节癫痫		
惊风前仆	上捣小天心　二人上马　阳池　掐左右合谷	一百遍为一次各一百遍	以上为一次治疗程序
洗浴受惊	平肝　阳池　掐五指节		主穴
胎风	平肝　阳池　清肺　天河水　五指节		主穴

9. 癫痫、小儿麻痹症、胎黄、佝偻病辨证取穴简表

癫痫	取穴	备注	
惊痫	平肝　四横纹　五指节　下捣小天心		主穴
	加六腑	有热	加穴
痰痫	平肝　运八卦　四横纹　清补脾　下捣小天心		主穴
	加六腑	有热	加穴
瘀血痫	平肝　四横纹　天河水　五指节　下捣小天心		主穴
小儿麻痹症	六腑　平肝　清肺　天河水	热盛时用	
	清补脾　大四横纹　五指节	热退时用	
	三关　外劳宫　二马　平肝　补肾　补脾　大四横纹　五指节	日久肢凉时用	

164

癫痫	取穴	备注	
胎黄	清补脾　平肺　清胃	初现助消 不必过用	
	外劳宫　清补脾　平肺　清胃	黄色转暗不退	
佝偻病	二人上马　外劳宫　三关　补脾　平肝　补肾　五经穴		主穴
	运八卦	兼咳喘时加用	加穴

10. 肾系疾病辨证取穴简表

	取穴	备注	
肾病	平肝　清胃　清肺　清脾　清小肠 热加六腑		主穴
	无热者　平肝　清补脾　二人上马 清小肠		主穴
遗尿	取穴	备注	
虚证	外劳宫　二人上马　清补脾　补肾 运水入土		主穴
肝热	平肝　天河水　清补脾　清小肠		主穴
疲劳生热	平肝　天河水　清小肠　运水入土		主穴
遗尿久不愈	平肝　补肾　二马　运水入土　天河水	有热用	主穴
疝气	二马为主穴独穴	可以专用	
疝气有湿	二马　清补脾　清小肠	寒湿可以 加外劳宫	
疝气有寒	二马　外劳宫		

续表

	取穴	备注	
疝气有热	二马　天河水		
疝气气虚	二马　清补脾		
疝气气郁	二马　平肝　运八卦		

脱肛	取穴	备注	
气虚	1. 清补脾　二马　补肾　清补大肠	徐氏法	
	2. 外劳宫　清补脾　清补大肠	李氏法	
湿热	清补脾　清胃　天河水　清补大肠　二马		

11. 其他杂病辨证取穴简表

其他杂病	取穴	备注	
痄腮	六腑　清胃　平肝		主穴
	天河水	初起有表证加	加穴
	二马	兼虚象加	加穴

夜啼	取穴	备注	
脾寒	外劳宫　补脾　五指节		主穴
心热	平肝　清胃　天河水　五指节		主穴
惊恐	平肝　清补脾　清补心　天河水　五指节		主穴
小儿阴疽	外劳宫		主穴
	平肝　清肺	引邪透发	
	天河水	转阳后有热	
膀胱郁热砂淋、石淋	二人上马　平肝　清小肠		主穴

其他杂病	取穴	备注	
先天不足 老年肾虚	二人上马独穴　多揉		主穴
胆囊炎	二人上马　清胃　清补脾　平肝		主穴
脑病	补肾　二人上马　阳池		主穴
热病成哑	二人上马　阳池　平肝　下捣小天心		主穴
寒热错综	大四横纹独穴		主穴
肝病	平肝		主穴
喉痛	卡拿合谷		主穴
虚火牙痛	二人上马　补肾		主穴
自汗盗汗	三关		主穴
	天河水	有虚热用	加穴
牙龈出血	清补脾　清胃　平肝　二人上马	虚热	主穴
	清脾　清胃　平肝	实热	主穴
劳伤	二人上马　补肾		主穴
小儿虚弱	二马　外劳宫　平肝　补脾		主穴
	清补脾	仅不思饮食	
口疮	清胃　天河水		主穴
脑积水	二人上马　阳池　下捣小天心		主穴
上火下寒	外劳宫（祛下寒）　六腑（清上火）		寒暖穴并用

附录三：

推拿歌诀

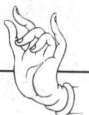

推拿歌

心经有热作痴迷，天河水过入洪池。

肝经有病眼多闭，推动脾土病即愈。

脾土有病食不进，推动脾土效必应。

胃经有病食不消，脾土大肠八卦调。

肺经有热咳嗽多，可把肝经六按摩。

肾经有病小便涩，推动肾水可救得。

大肠有病泄泻多，可把大肠用心搓。

小肠有病气来攻，横纹板门精宁通。

命门有病元气虚，脾土大肠八卦推。

三焦有病生寒热，天河六腑神仙决。

膀胱有病作淋漓，肾水八卦云天河。

胆经有病口作苦，只用妙法推脾土。

五脏六腑各有推，千金妙诀传千古。

诊断

入门察色

五色多在面，吉凶要观形。

赤红多积热，抽风肝胆惊。

面黄多积食,唇白是寒侵。

青黑没间出,黄粱梦里人。

五声由肺出,肺绝哭无声。

气短咽喉塞,痰多医生惊。

哑声热不退,腹痛冷相侵。

听罢知虚实,存知在耳鸣。

看脸定决

面黄多积食,青色有惊风。

白色将成痫,伤寒面颊红。

渴来唇带赤,热气眼蒙眬。

痫疾双眉皱,不皱是伤风。

秘诀传千古,观察定凶吉。

看指定决

虎口有三关,紫热红伤寒。

青色是惊风,白色便是疳。

黑即肾伤证,黄色脾困端。

治法总论

心善精神爽,言清舌润鲜。

不燥不烦渴,寝寐两安然。

肝善身轻便,不怒不惊顺。

指甲红润色,溲和便不难。

脾善唇滋润,知味善加餐。

大便亦滋润,不稀也不干。

肺善声音响,不喘无嗽痰。

皮肤光润泽,呼吸气息安。

肾善不干热,口和吃不干。

小便清且白,夜卧静如山。

问食定症决

好食苦心病，好食酸肝病。

好食甘脾病，好食辛肺病。

好食咸肾病，好食热内冷，好食凉内热。

看病断生死

眼生赤脉贯瞳入，额门突起又作坑。

指甲黑色鼻干燥，鸦声忽作肚青筋。

口张舌出咬牙齿，重口气急啼无声。

蛔虫既出死症也，目多直视不转睛。

双手急摇过惊节，妙手干救一无生。

附录四：推拿治疗小儿消化不良症（婴儿腹泻）100例临床效果观察分析

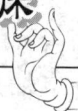

引言：小儿消化不良症俗称婴儿腹泻，是婴幼儿最常见的疾病之一，尤当夏秋季节发病更多，如在1958年7、8月间，占本院小儿科门诊人数的70％左右。由于消化功能的紊乱，发生营养障碍，常导致婴幼儿营养不良及各种维生素缺乏病，影响婴幼儿的正常发育，威胁儿童的健康，严重者甚至演进为中毒性消化不良症而发生脱水，造成机体酸碱平衡失调而发生死亡。

为此，保障儿童健康活泼正常的发育及生长是我们医务工作者应尽的光荣职责。本院小儿科每年用推拿疗法治愈很多的消化不良症，获效速度快且毫无副作用，完全符合多快好省的优越要求，兹将本院小儿科去年7、8月份收治患者中，选择病例记录全，通过随访证实确实已治愈的100个病例，作简要汇报分析。

一、一般分析

1. 性别　男62例，女38例。

2. 年龄　5个月以内者35例，6个月～1岁者52例，1～2岁者9例，3岁以上者4例。

3. 病程　自患儿出现症状至来院就诊时为计：1天者有 5 例，2～3 天者有 41 例，6～10 天者有 33 例，10 天以上者有 21 例。

二、三大发病原因

1. 饮食不当　多见于人工喂养之小儿，本组统计占 64％。包括食量过多，或过少而后又暴食，或过早辅加婴儿不易消化的食物，或不按时喂乳或喂的次数、时间不规律，或食物成分和质量突然改变等。

2. 感染因素　由于细菌及毒素污染小儿食物，尤在夏秋季节，天气湿热致使婴幼儿消化道抵抗力降低，同时食物易于发酵腐败，故在夏秋季节发病率特别多。

3. 气候及其他环境的不适　如气候冷热失常，小儿腹部受凉、受惊吓等。

三、临床表现

本病的基本临床表现是消化道的功能紊乱，突出表现为腹泻，大便一日数次至十数次，稀薄带水，呈黄绿色，混有少量黏液或为泡沫样，有酸味，其中含有黄中带白色的小块，外观如"捣碎之鸡子"，排便前小儿有啼哭或不安，显示有腹痛，并能听到肠鸣，其次为伴有呕吐及溢乳，少有发热者。

本组统计 1 日腹泻次数 5 次者 20 例，6～10 次者 59 例，10 次以上者有 21 例，伴有呕吐者 16 例，有低度发热在 38℃左右者 13 例。中毒性消化不良症时腹泻次数较多，日有 10～20 次，且呕吐亦较频繁，全身功能均发生障碍，常易造成脱水及酸中毒危象，且多有中毒发热，本组统计，符合上述条件者为中毒性消化不良,计有 8 例。

四、推拿治疗的掌握原则及选用穴位

接诊后根据患儿年龄大小、体质强弱、病期之久暂,结合四诊具体发现及八纲之基本原理,临床推拿治疗可分为清、清补、补三种方法:

1. 清法　在发病之初,胃肠宿积伤食或细菌感染而引起功能亢进,分泌增加以期及早将不适宜之刺激物排出,因此出现谷化不全,营养成分不能很好的吸收,而致加速排便,粪质稀,腹泻,同时有腹部气胀、疼痛,有妨于进食,并有脾胃功能失调及实热的表现,故宜用清法治之,选用穴位:平肝、清肺、天河水主清表,佐以运八卦,以调协五脏,通达上下胃肠之气,以促使恢复正常功能。

2. 清补法　如用清法后不见好转或病期稍久,肠胃最初保护性功能——呕吐、腹泻已过,导致消化功能较长期的失调而发生虚泄,因而宜用清上缓下,清补兼施之法,选穴外劳宫以暖下元,平肝、清肺、天河水以清上焦。

3. 补法　如病程已久,长时腹泻,胃肠功能低下,出现虚寒征象,宜采用补法,同时须调节辅助饮食,用外劳宫、补脾、清补大肠等穴以止较久之腹泻。

五、效果观察

我们为了肯定证实推拿治疗对消化不良而致婴儿腹泻之效果,对病例采取了系统性追踪观察到底的措施,与患儿家长建立密切联系及访视制度。例如小儿推拿回家后,其症状确已消失,饮食恢复正常,亦劝其家长来告或随访了解后,我们始确认为痊愈,通过观察,发现治愈率可高达97%,且大多数均在推拿两三次即告痊愈,个别病例因病期较长或为中毒性消化不良者,一般在5次以上亦获痊愈。

推拿次数效果统计:推拿1~2次(每日1次)痊愈者36例,3~4次者57例,5次以上痊愈者4例,效果不明显者3例,治愈率为97%。

六、举例

例1:患儿王微,女,一岁半,因腹泻两天,每日大便有7~8次,为稀水样,呈绿黄色,含有不消化的食物,大便时腹痛、腹胀、腹鸣,并呕吐一次,曾赴某医院小儿科检查,诊断为急性消化不良症,服药无效,于1958年7月18日来诊。

查体:营养一般,发育正常,体温37.4℃,咽部不充血,心肺(一),腹软,肝脾未触及,肠鸣音亢进,无脱水症状。

推拿:平肝、清肺、天河水、八卦。推拿后次日,大便三次,稍稀,已不腹痛,能吃稀饭,推拿共两次后,其母告之,大便已正常,精神饮食良好。

例2:患儿高欢迎,男性,7月龄,腹泻,每日4~5次,呈水样,带黏液,小便量少,有腹痛及轻度发热已四天,曾先到某医院检查,诊断为消化不良症,服药不见好转。于1958年9月6日来诊,身体检查一般情况尚好,除腹部略胀,肠蠕动音增强外,余无异常发现。

推拿:平肝、清肺、天河水加用外劳宫,三次后腹泻完全停止,大便恢复正常,痊愈。

例3：患儿甄聪，女，6月龄，因腹泻每天十多次，质稀量少，色绿味酸，带黏液泡沫，便前有哭闹已七天，在外就医无效，于1958年7月2日来诊。

查体：营养一般，无明显失水征象，腹部较凹陷，腹软，肝脾（一），其他无异常。

推拿：平肝、清肺、天河水穴，用清法一次后，临床表现未见好转，故改用外劳宫、平肝、补脾补法，两次后，腹泻停止，大便正常，精神活泼而病愈。

例4：患儿美华，女，4月龄，住湖北路14号，因腹泻日有十几次，水样混含奶瓣，色绿而黏，并伴有呕吐，日有7～15次，已10天，曾赴某医院小儿科打针治疗，诊断为中毒性消化不良症，经过治疗无效，仍吐泻，于1958年8月2日来院小儿科就诊。

查体：营养不良，明显消瘦，有脱水征象，眼球稍下陷，皮肤无油性而干燥，舌有苔，心肺（一），腹部凹陷，肝脾不大，四肢正常。

推拿：平肝、清肺、天河水加八卦穴，次日来诊，腹泻次数减少，推拿两次后腹泻3～4次/日，呕吐已止，能吃奶，再推拿平肝、清肺、外劳宫、补脾等穴位共5次，大便已正常，精神活泼病愈。

七、体会小结

1. 推拿疗法治疗小儿消化不良症，获效迅速，治疗率高达97％，远比药物疗法具有多快好省之优点。

2. 推拿疗法，不需要任何医疗器械之设置，随时随地都可使用，不受条件之限制。

3. 推拿疗法不需要药物即可治病，不仅在经济上节省药品，而且可避免小孩服药之困难及注射之恐惧痛苦，极易合作，且无药物之副作用。

4. 推拿疗法，操作简便，方法较易学习，临床适用广泛，且患儿无痛苦。因此，在儿童医院诊所或幼儿保健机构及人民公社基层医疗单位，实有推广之价值。

年龄与操作次数：在一般情况下，3～6 月龄的婴儿，每穴大约操作 500 次左右（3 月龄以下酌情）；6～12 月龄，每穴 1000 次左右；1～3 岁，每穴 1500 次左右；3～5 岁者，每穴 3000 次左右；5 岁以上者，每穴 5000 次左右；16 岁以上为大人，应根据情况辨证施治，酌情加减。

青岛市中医院小儿科医生　李德修

1959 年 4 月 28 日

附录五：

我所了解的李德修老医生的情况

　　1958～1966 年我担任青岛市医药研究所所长、书记。并兼任青岛医学会秘书长。1958 年始挖掘祖国医务遗产。当时李德修老医生小儿推拿名望很高，在全国推拿有独到之处。特点是：取穴少，独穴治病。并能用推拿抢救危重患者。有很多患者经西医抢救，效果不理想，李德修老医生将一切药物都停止使用，单独推拿就能治愈。

　　为此，山东省首届西医学习中医班（山东中医学院办）来青岛中医院实习，发现李德修推拿很独特，如时由张庆夫、朱利朝、李安城总结编写了《李德修简易推拿》一书。1981 年我又主持由王蕴华编写了《李德修小儿推拿技法》一书。

　　1972 年底我调中医院任院长、书记。李德修病故后，由儿子李守义接替工作，直到 1994 年该病故，又由女儿李先晓接替中医院工作。

王世堂

2010.1

附录六：我所了解的李德修老师临床案例

李德修老师是青岛小儿推拿学科的奠基人，也是山东省卫生厅确定的继承抢救的名老中医。1962年我被青岛市卫生局安排随名老中医学习，在青岛市立医院与李德修老师相处数年，深得其教诲。

李德修老师医术精湛，医德高尚，待人和善，深受病儿家长的钦佩和爱戴。

我与李德修老师相处的数年中，深知其临床经验丰富，疗效奇佳。中医书籍中说："望而知之谓之神"。小儿科数哑科，因此望诊尤显重要。

李老通过望诊便知疾病所在，实在令人佩服。在施治方面，主要采用辨证取穴，穴位少，疗效高，显效快。这充分说明，李德修老师一生，刻苦实践，精于积累取得的成就非常宝贵。应进行整理、传承，为小儿科的医疗保健事业多作贡献。现将我自己的亲身体会介绍如下：

我儿子不满一岁时，在桌子上玩，不慎摔在地上，一点外伤没有，睡一觉出现发热，体温达40℃。服退烧药烧不退，继之出现惊厥，去市立医院治疗三天不效。我即请李德修老师治疗，李德修老师摸摸孩子的头，看看额头，摸摸腹部，告诉是因摔伤引起的发热惊厥。亲自给推了一次，体温降至 38℃ 左右，睡觉安稳。以后我按时到李德修老师的穴位和推法，推疗三天即痊愈。

朱麟祥

2009.12

后记

趟过先哲的时空流淌

书稿托付人民卫生出版社，一颗慰藉的心犹感在如履薄冰中就此搁笔，七分满足，三分企盼。

我曾去过崂山的北九水，"潭潭有奇名，潭潭有美景"，可谓崂山之魂，给这青青世界添了几分灵气，几分风情，几分遐思。穿越一幅幅栩栩如生的水潭凝练的时空隧道，感触到扑面的厚重文化气息；惊叹于大自然地貌的缔造与中国先哲理念的妙合，感悟到自然与文化珠联璧合的气势深藏着博大的魅力，"九泉十八潭"的灵气与老庄"顺法自然"的思想文化底蕴的谐和。

"上善若水，水善利万物而不争，处众人之所恶，故几于道。居善地，心善渊，与善仁，言善信，正善治，事善能，动善时。夫唯不争，故无尤。"老子的思想，一般被学者们肯定为是一种处世养生的人生哲学。其《道德经》的内涵是：立业必须立在人们的利益需要上，立在人们最普遍、最实际、最迫切、最不可缺的利益需要上。峰回路转、一步数景，站在澄清如镜的深潭边，我顿觉爷爷 17 岁染疾，暴致耳聋，幸得清代徐谦光所著《推拿三字经》，悉心钻研后选择中医的心境，望着流淌着冠名先哲的泉水，心里激荡着对他老人家深深怀念的情愫。中医能解除人们生理上的痛苦烦恼，但我更赞赏爷爷崇尚于弘扬传统文化。弘扬传统文化，能解除人们心灵上的痛苦与烦恼，使人人都能从内到外，形成一个美好的人生。

"九水十八潭"有个"俱化潭"，"俱化"取自《庄子外篇·山木》之"与时俱化，而无肯专为"。现实的意义是说：人们要正确认识事物的发展规律，做到与时进退，按照客观事物的规律去实践，去生存，具体事物具体分析，不能主观臆断，违背事物客观规律，自取苦果。小时候听妈妈讲，母亲怀我时患有子宫肌瘤，我是在母体中和肌瘤一起生长的。后来肌瘤突破，我便和肌瘤一起搬了出来。取出来时医生说："孩子不足五斤，估计活不了。"便请来了我爷爷会诊。爷爷看后，说："用黄包袱包着，没问题，能活。"我在医院保育箱中度过了 15 天，之后被抱回了家，在爷爷的精心推疗中，我成为一个庆生的女孩。因我先天不足，抵抗力较低，经常患病。不久，爷爷就再没去上班，在家里看护着我。每当我生病时，爷爷总是让我在他跟前，边推边拿着我的小手说，"这是天河水，39℃以下往上推，若 39℃以上就要推手臂外侧，往下推叫六腑。推好后，四五个小时左右，烧会更高一些，不要怕，那是因体内邪热外表出来的现象。过两三个小时，汗出来烧就会退了，病就好了，懂吧？"闲暇时爷爷教我背儿歌："孩儿常体貌，清态善安然，鼻内无清涕，喉中绝无涎，头如青黛染，唇如点朱鲜，脸芳花映竹，颊绽水浮莲，喜引方才笑，非时口不宣，纵哭无多哭，虽眠不久眠，意同波浪静，情若镜中天，此上多安吉，何愁疾病缠。"我的童年就是在爷爷身边长大。记得爷爷讲过，农村菜园地的篱笆上蔓延着一种"吹喇叭花"，学名"牵牛花"，花儿长得粉粉的，绿绿的，花红叶茂，高高扬起的花朵，像一位高傲的公主。一场风雨过后，篱笆吹倒了，花儿摔得一败涂地。什么原因呢？因为花儿攀附篱笆生长，而自己独立生长能力太差所致。又给我讲述田园的其他故事。春天到了，燕子回来了，开始在房檐下衔泥筑巢孵育后代，无论天气多么恶劣，总是飞来飞去辛勤捕食喂养着小燕子。当小燕子长大后，让燕妈妈呆在巢里享受子女的回报。这种现象与小羊跪着吃奶的天性，人称为"鸟反哺，羊跪乳"。羊有跪乳之恩，鸟有反哺之义，人岂能领略不到做人的真谛呢。而今，我欣赏着这些先哲的潭、先哲的泉、先哲的水，我惊讶于爷爷能抓住事物的"根"，道德的"经"，教育我如何尊敬别人，孝敬长辈，遵守社会公德，加强锻炼独立生活的能力和承受挫折的能力，在这种"言传身教"潜移默化的氛围中，实践他在适者生存这个自然规律的社会中"打拼"，是适用社会、服务社会、赢得社会尊重的关键秘诀。我敬仰爷爷。

　　漫过"居卑潭"，这是许多泉水归往的地方，所谓"水往低处流"，它总是自甘处于谦卑的位置，传达着"道"所包含的精神和法则。记得爷爷讲过，农村水井旁有一种盛水的铁桶，空桶时，敲它会发出铿锵的声音；盛满水后再敲，就没有那么悦耳，称"空桶"总比"实桶"响。它帮我后来理解了"山间竹笋，嘴尖皮厚腹中空"的寓意，它启发人做事应脚踏实地，处世不仅要"听其言"，还要"观其行"。林木葱茏、泉水淙淙，一池碧水、一溪清流。"中虚潭"蕴意独到，凸显了《庄子内篇·养生主》的精深。"吾生也有涯，而知也无涯，以有涯随无涯，殆已。"一个人的生命是有限的，但知识和能力是无限的。这就需要以有限的生命去追求无边际的知识和能力。学会利用环境、工具和规律掌握知识技能，是养生的重要原则之一。我回忆起 70 年代的某一天，家里推门来了两位老人，怀中抱了不足一岁的小男孩。孩子面黄肌瘦，不吃东西，没精神。爷爷边推边说，"孩子吃橘子吃多了伤食了。"两位老人听后说："李先生，你太神了。确是小孩子的爸爸、妈妈在福建工作，经常捎回很多橘子来，我们便把它挤成水，整天给孩子喝，喝的孩子什么也不想吃了。"我好奇地问，如何看出患儿是吃橘子伤食得病的，爷爷哈哈大笑，说："动一动你的小脑袋，好好想想，凡事要注意多观察，你没看见孩子的尿布上有拉的不消化的橘子瓣吗?"接着，爷爷又教了我一首调护儿歌："养子须调护，看承莫纵弛。乳多终损胃，食重即伤脾。食厚非如意，衣暖立所宜。无风须见日，寒暑顺天时。"之后又背三字经"大三万，小三千，婴三百，加减良"，就是说要根据病情酌情处理，辨证施治。这就是爷爷潜心研究的"望诊"。

　　翻开《中国中医药报》，看到了一篇"中医药

让儿童免遭抗生素之灾"的文章，文中"强强"因
大量使用抗生素，使真菌感染，已经入血，而丧失
了宝贵的生命。我看后感到惊愕之际，陷入了深深
的沉思。

　　中医药是中华民族优秀的医疗方法，它是劳动
人民在长期的生产劳动实践中，在同大自然作斗争
中产生的。近代由于西医的传入与发展，特别是抗
生素等药物的出现与应用，使疾病得到了有效医治
和及时控制。但是，随着西药的毒副作用、大量耐
药菌的出现和非器质性病变的发病率不断升高，人
们对中医进行了审慎的思考和重新定位。近年来，
随着人类疾病谱的变化和健康概念的更新，人们对健
康水平和生存质量提出了更高的要求，崇尚自然，返
璞归真，对绿色医疗的需求和期望日益增长，推拿作
为自然疗法的一个主要组成部分，自然受到人们的广
泛关注。让儿童免遭抗生素之灾，小儿推拿疗法是极
其有效、简便、无副作用的绿色治疗。我深深地感到
中医药的硕博精深，需要更深层次的继承、研究和创
新发展，也为爷爷当年从事的事业感到无比的骄傲和
自豪。趟过先哲流淌的"九水十八潭"，冷静思考，
把爷爷从医五十年来的全部精髓整理付梓出版，奉献
于社会，愿每一位受益者祛病、延年、增福、健康，
这也是践行了一位先人的心愿，也是我们穿越先哲的
时空隧道，拓宽一些思想视野，减少一些盲目的忙
碌，增加一些兴利选择的参照，使我们民族思想宝库
中一些璀璨夺目的宝石，得以为今人所享用。道法自
然，感悟"道"理，成就有益的事业，获得人生的

永恒。

　　在此我深深感谢：香港中西医结合研究院院长、世界著名医药养生学家朱鹤亭老先生，青岛市中医世家、原青岛市副市长周迪颐先生，青岛市关心下一代工作委员会王新春副主任，青岛市卫生局老局长刘镜如先生，青岛市中医院老院长王世堂先生，青岛市海慈医疗集团于俊生副院长，中国著名人物画家朱麟麒先生，青岛市史志办邢延军处长，全国著名老中医学术经验继承人、资深专家王鹏主任，青岛市农工党秘书长于青云，感谢老中医院王延宗主任、王瑞芳、陈建玲、刘宗华医生和给予支持与帮助的各位同仁。

李先晓

2010.1